Hildegard Brüssow
Schön ist Zeitlos
2020

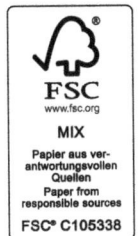

Sag JA zu DIR

Der Standardvermerk der Deutschen Nationalbibliothek
Bibliografische Information der Deutschen Nationalbibliothek: Die
Deutsche Nationalbibliothek verzeichnet diese Publikation in der
Deutschen Nationalbibliografie; detaillierte bibliografische Daten sind
im Internet über dnb.dnb.de abrufbar.

Herstellung und Verlag: BoD – Books on Demand, Norderstedt

ISBN 978-3-7519-8332-7

Vielen Dank , das Sie sich für diesen Ratgeber entschieden haben.

Hildegard Brüssow,
geboren 1952 in Hamburg Altona.
Zertifizierte Fachberaterin für gesunde Haut und Kosmetik.
Zudem Ernährungs-Beraterin und ausgebildete Demenz-Betreuerin. Mein Studio habe ich 2018 aus Altersgründen geschlossen.
So ganz ohne Aufgabe, gefiel mir nicht und so habe ich mich für das Schreiben von Ratgebern entschieden, über die Themen deren Wissen ich mir über die vielen Jahre angeeignet habe.
Dieses ist das 4. und soll nicht das Letzte sein.

Inhaltsverzeichnis

LIEBE FRAUEN

Auf ein Wort

Was passiert mit uns....

....wenn wir uns aus den Alltagsklamotten schälen und dafür in ein schönes Kleid stecken.

.... wenn wir hübsche Unterwäsche tragen, auch wenn wir sie niemanden zeigen.

.... wenn wir uns die Nägel manikürt haben.

.... wenn wir ein wenig Lippenstift nutzen.

.... wenn wir bei einer Kosmetikerin waren.

.... wenn wir frisch vom Friseur kommen.

.... wenn wir Make-up auflegen.

Ist das nicht ein tolles Gefühl? Also ich habe dann immer so eine Art Höhenflug

Ein richtig gutes Gefühl schenkt Selbstbewusstsein.

Selbstbewusstsein macht stark für den Alltag, denn ich fühle mich attraktiv.

Und ist es nicht einfach toll, wenn ein Mann mal genauer hinschaut?

Glauben Sie etwa zu alt für das alles zu sein?

Vielleicht zu bequem aber zu alt, NIEMALS!!

Ich bin in diesem Jahr 68 geworden, manchmal kommt schon der Gedanke, was soll das alles.

Komme ich dann „aufbrezelt" aus dem Bad, ist es immer Positiv.

Wenn Sie jetzt beginnen möchten, sich vorher nie oder selten geschminkt haben, ist es vielleicht etwas komisch. Beginnen Sie in den eigenen vier Wänden, betrachten Sie sich immer wieder zwischendurch im Spiegel. Finde super was da zu sehen ist.

So gewöhnen Sie sich schnell an Ihr neues ICH!

Jetzt viel Spaß, Hildegard

VON KOPF BIS FUSS

Sich so richtig wohl zu fühlen, rundum, wie kriegt man das hin.

Gehe ich in die Badewanne oder mache ich einen langen Spaziergang? Nun, sicher hat jeder sein Patentrezept. Für mich selbst habe ich festgestellt das, nur wenn ich mich rundum wohl fühle geht es mir richtig gut und vor allem finde ich mich dann schön und sage JA zu mir. Dann strahle ich auch etwas aus und ich bekomme sogar in meinem Alter noch Komplimente.

Sich einfach Morgens für den Tag bereitzumachen, das meine ich nicht, da gibt es doch so einiges was Sie machen können, um sich wirklich toll zu fühlen.

Keine Produktvorschläge, denn ich möchte Sie auch nicht von Ihrem Lieblingsprodukt abbringen. Überdenken Sie einfach nur Ihre Routine. Finden Sie heraus, ob das Lieblingsprodukt wirklich zu Ihrer Haut passt. Ein junger Mensch hat es da ein wenig einfacher als die ältere Generation. Fange zeitig mit der Pflege an und höre nie auf.

Geh nie mehr gänzlich ungeschminkt aus dem Haus.
Etwas Mascara genügt schon

Und die Jogging -Büx gehört nicht auf die Straße.
Schon ein wenig Lippenrouge verzaubert und bringt
Lebenslust.

Beginnen wir mit dem Aufbau der Haut.
Sie sollten wissen das sich die Haut 3x täglich regeneriert. Die oberste Hautschicht ist abgestorben, schuppt sich ab und macht Platz für die neue Schicht. Ca. alle 8 Stunden. Die Beschaffenheit liegt in den Genen. Ob sie zur Fettproduktion oder aber zur Trockenheit neigt können wir nicht beeinflussen. Nur eine regelmäßige Pflege entsprechend dem Hauttyp kann positiv beeinflussen.

Abbildung 1

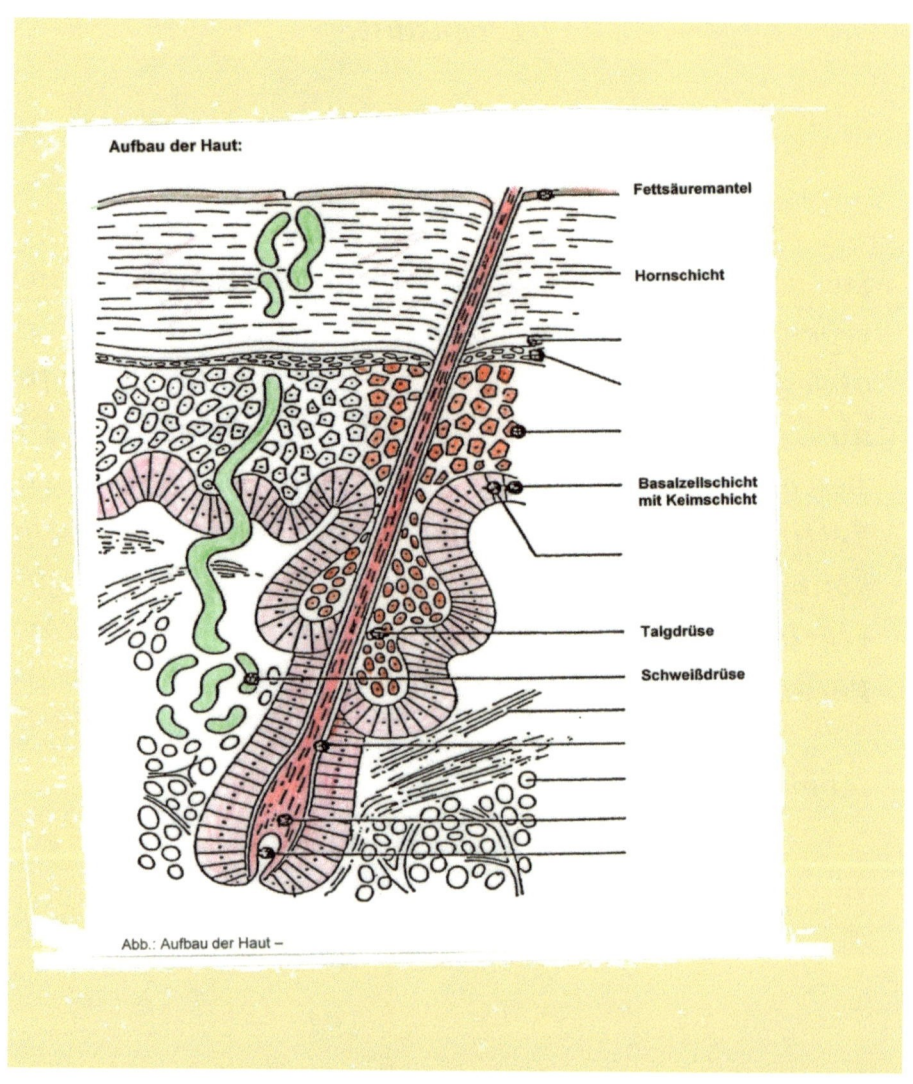

Aufbau der Haut:

Fettsäuremantel

Hornschicht

Basalzellschicht
mit Keimschicht

Talgdrüse

Schweißdrüse

Abb.: Aufbau der Haut –

Nur eine Geschichte?

VIER Buchstaben nur aber trotzdem sollte man mich nicht unterschätzen. Ich bin nicht nur Verpackung, Hülle, ich bin viel mehr

Ich bin Ihr größtes Organ- ich bringe 10 Kg auf die Waage, und wenn Sie mich abziehen und messen könnten, kämen Sie auf 2 Quadratmeter!

In einem winzigen Quadratzentimeter von mir sitzen **100 Schweißdrüsen, vier Meter Nervenfasern, 20 bis 200 Haarwurzeln,** mindestens **ein Meter Blutgefäße.**

Alles klug entwickelt denn Wärme, Wasser, Sauerstoff sollen ja von oben nach unten zirkulieren.

Mit **vier Millionen Sinneszellen** nehme ich Berührung, Druck, Kälte, Wärme und Schmerz wahr.

Meine Zellen sind der direkte Draht zur Seele.

Leider werde ich zu oft nicht ernst genommen. Sie behandeln mich als sei ich wirklich nur die Verpackung, die Sie zusammenhält.

Man kann mich nicht ausziehen und im Secondhandshop eine Neue besorgen. Gehen Sie

13

gut mit mir um - denn schließlich schütze ich Ihr Inneres vor der Außenwelt, vor Umweltgiften und Krankheitserregern.

Aber ich kann noch mehr!

Ich reguliere die Körpertemperatur. Ich bin nicht nur ein Kühlhaus, sondern auch ein Heizkraftwerk.

<u>*Das Barometer Ihres Wohlbefindens.*</u>

Ein Blick in den Spiegel und ich signalisiere Ihnen wie es mir geht. Ich werde **Gelb,** wenn die Leber nicht ordentlich arbeitet. Ich sehe aus wie eine **graue Maus,** wenn der Magen streikt, verräterisches **Rot,** zeige ich bei zu hohem Blutdruck.

Ihnen geht es gut, wenn ich knackig aussehe .

Ich kann aber auch sehr indiskret sein, dann verrate ich der Umwelt ob Sie verliebt sind, ob Sie Angst haben oder in Panik sind, oder wenn Sie gerade mal nicht die Wahrheit sagen.

Nerve ich, wenn ich Gänsehaut auflege?

Nun, diese Reaktionen hängen mit dem vegetativen Nervensystem zusammen. Das sind die Nervenbahnen, die auch das Herz und den Darm steuern und die man nicht willentlich beeinflussen kann. Bei Ärger und Stress erweitern sich durch diese Nerven die Blutgefäße in der Haut – ich laufe rot an, erschrecken Sie sich, weicht alles Blut aus mir heraus und sammelt sich in der Körpermitte.

Ich bin eben ein Sinnesorgan, und nicht nur ein einfacher Speicher für Zucker, Fett und Mineralien.

Ich bin ein Sinnesorgan, das alle Reize an das Nervensystem weiter leitet.

Nennen Sie mich ein unsensibles Geschöpf, zwei launische Quadratmeter aber mich hat man nur einmal.

Liebeskummer und Jobstress gehen mir im wahrsten Sinne des Wortes unter die Haut und ich reagiere mit Pickeln oder roten Flecken.

Beleidigt kann ich auch sein, das sehen Sie am Herpes.

Auch wenn Sie es nicht wahrhaben wollen – ich bin ein Spiegel Ihrer Seele.

Also : verwöhnen Sie mich, streicheln Sie mich, seien Sie zärtlich zu mir.

15

Und ich werde mich zeigen wie Sie mich am liebsten haben.

Unbekannter Autor

Ist das nicht phantastisch?

Aber warum altert die Haut des Menschen so unterschiedlich. Die einen sagen es sind die Gene, die anderen sagen die Pflege macht es. Wie dem auch sei, an den Genen können wir nichts ändern, also legen wir den Schwerpunkt in diesem Buch auf die Pflege.

Die Medien haben inzwischen den Pflege-Markt überrollt und ständig kommen neue Tuben auf den Markt die wahre Wunder versprechen. Vor ca. 50 Jahren fing ich an mich, um meine Haut zu kümmern. Ich hatte Akne. Was mir damals geholfen hat, gibt es Heute gar nicht mehr.

Jedoch sind die Grundregeln noch immer aktuell.

Z.B. das klassische Dampfbad, mit Kamillenblüten um die Poren zu öffnen.

Gesichtsmaske aus Gurkenscheiben oder Honig mit Quark.

Immer noch effektiv wenn auch unmodern.

Wir (fast) alle haben den Wunsch schön zu sein. Aber was ist eigentlich schön? Das liegt doch wohl in den Augen des Betrachters, oder?

Ich kann an den Falten der älteren Generation nichts hässlich finden, das ist NATUR. **Und NATUR ist schön.**

Mir ist ein natürliches Gesicht 100x sympathischer als ein operiertes. Aber auch das muss jeder für sich entscheiden.

Als zertifizierte Beraterin für gesunde Haut, weiß ich, wovon ich hier schreibe.

- Wir strahlen aus, was wir sind -

Glück, Zufriedenheit und Ausgeglichenheit sind die besten Schönheitslieferanten.

Okay , aber nachhelfen ist gestattet.

SONNE UND LICHT

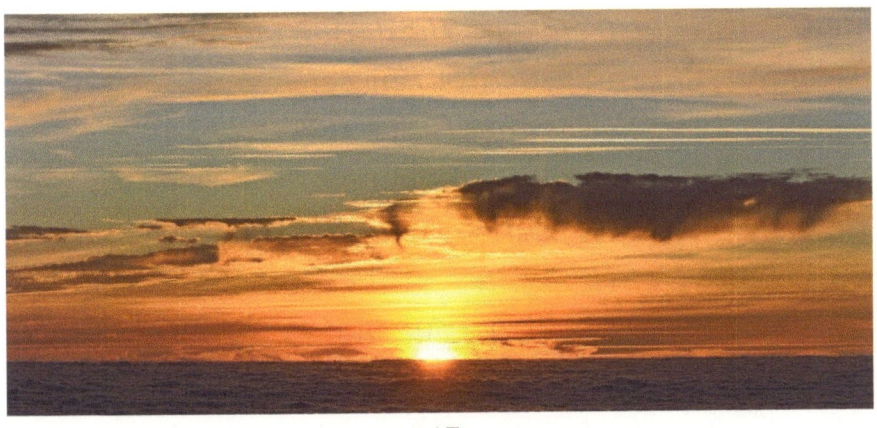

17

Bis vor Kurzem konzentrierten sich Hautwissenschaftler und Forscher auf die Suche nach Möglichkeiten zur Vermeidung von Hautschäden durch äußere Faktoren, wie z.B. ultraviolette (UV) Lichtstrahlung durch die Sonne.

Da Umweltfaktoren wie UV-Strahlen außerhalb der Haut auftreten, werden sie als extrinsische (äußere) Faktoren bezeichnet.

Wissenschaftler haben zwei Theorien zur Erklärung der Ursachen der extrinsischen Alterung entwickelt:

1. Die Theorie der Alterung durch den Einfluss von freien Radikalen.

Diese Theorie geht davon aus, dass freie Radikale aus Umweltfaktoren, wie z.B. UV-Strahlen, Luftverschmutzung und Rauchen zu Schäden an den Zellstrukturen der Haut führen können. Diese Schäden führen zu sichtbaren Zeichen der Alterung.

- ◆ Sonnenlicht und UV-Strahlen
- ◆ Rauchen
- ◆ Luftverschmutzung
- ◆ Kälte
- ◆ Alkohol

2. Die Theorie der Alterung durch DNA-Schäden.

Diese Theorie geht davon aus, dass die UV-Strahlung die DNA auf Zellebene schädigt. Geschädigte DNA repliziert sich und überträgt die Schäden in die neue Zelle, was sowohl zu zellulärer Dysfunktion, als auch zu vorzeitiger Hautalterung führen kann.

Aber genau das passiert auch auf der Sonnenbank. Wer sich regelmäßig oft künstlich bräunt, dem wird man es irgendwann ansehen.
Wer will denn schon die Haut eines Indianerhäuptlings.

WAS SIND FREIE RADIKALE?

Freie Radikale sind in unserem Körper befindliche Sauerstoffmoleküle, denen eines seiner acht Elektronen fehlt.
Wenn ein freies Radikal sich bei einem anderen Molekül ein Elektron „stiehlt", entsteht ein zweites freies Radikal.

Dieses besorgt sich nun selbst bei einem dritten Molekül das fehlende Elektron. So entstehen mehr und mehr instabile Moleküle.

Durch diese Kettenreaktion können alle Körperzellen – einschließlich der DNA-Zellen – beschädigt werden. Dadurch kann die Regenerationsfähigkeit der Zellen dauerhaft beeinträchtigt werden und es kann zu vorzeitiger Hautalterung führen.

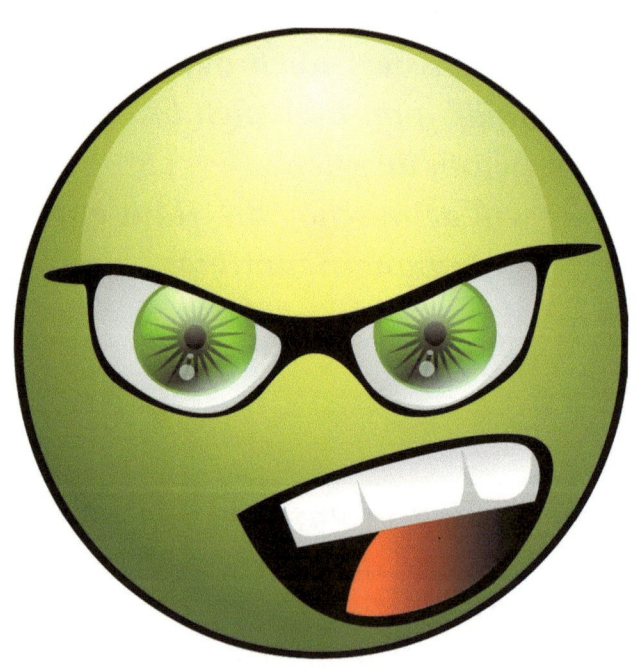

DAS GESICHT

Wissen Sie Ihren Hauttypus? Fragen Sie nicht eine Verkäuferin, die hat sicher nicht die Erfahrung und will nur verkaufen. Finden Sie es besser selbst heraus. Dann sind Sie auf der sicheren Seite. Selbst viele Kosmetikerinnen machen sich nicht die Mühe einen richtigen Hauttest durchzuführen.
Die Fehlkäufe sind dann vorprogrammiert. Mach den beschriebenen Test:
Wir unterscheiden zwischen
Normal - Fett - Trocken - Mischhaut
Machen Sie den Test mit Zigarettenpapier(das zum selbst drehen von Zigaretten). **Vor** der eigentlichen Reinigung. Für jede Gesichtspartie - Stirn - Wange - Kinn - ein frisches Blatt nehmen.
Das Ergebnis:
- ✔ keine Pünktchen = trockene Haut
- ✔ wenig Pünktchen = normale Haut
- ✔ viele Pünktchen = fettige Haut

Mischhaut betroffen ist meisten Stirn, Nase, Kinn, viele Pünktchen.
An großen Poren können zwar auch die Gene schuld sein, aber oft lässt es sich mindern mit täglich

gründlicher Reinigung und regelmäßigem Peeling. Gerade die Nase wird so gern vergessen.

Reinigen Sie Morgens und Abends. Die Haut regeneriert sich alle 8 Stunden. Die abendliche Reinigung muss also nicht zwangsläufig vor dem Schlafengehen gemacht werden, wenn man eigentlich gar keine Lust mehr hat.

Tägliche Routine Morgens und Abends:
1. Waschen
2. Gesichtswasser
3. Creme
4. Peeling 1x wöchentlich
5. Maske 1x wöchentlich
Perfekt !!!!!!

Inzwischen haben Sie Ihre Produkte durchgeschaut, ob sie zum Hautbild passen, und ggf. ausgetauscht. Der Preis Ihrer Produkte ist nicht entscheidend wie zufrieden Sie damit werden.

Merke: Jedes Produkt ist nur so gut wie es zur Haut passt.

Der Unterschied zur Tages- und Nachtcreme ist meist nur, das die Tagescreme ein Lichtschutzfaktor hat und die Nachtcreme etwas reichhaltiger ist.

*Wer zu sehr trockener Haut neigt, kann getrost nur
die Nachtcreme nutzen.*

UNREINHEITEN – AKNE

Nicht nur Pubertäre Gesichts-Haut ist oft durch
Entzündungen und Unreinheiten gequält. Auch
reife Haut kann betroffen sein.

Nicht selten sehe ich alte Menschen die eine
wirklich schlechte Haut zeigen. Große Poren,
Mitesser, Talgablagerungen sind für Betroffene ein
ästhetisches Problem. Was aber, wenn man, was im
Alter leicht möglich ist, das nicht mehr im Spiegel
erkennt. Wenn Sie denken alles ist gut und keiner
sagt was?

Da hilft der Besuch bei einer Kosmetikerin, so alle 8
Wochen mindestens eine Reinigung machen lassen.
Das schönste Outfit hilft nicht, wenn das Gesicht
einem Streuselkuchen ähnelt. Auch das Dekolletee
und den Rücken mal begutachten lassen.

Doktern Sie nicht selbst an sich herum und drücken
Sie die Pickel nicht selbst aus. Die Kosmetikerin
entfernt die Mitesser professionell. Sonst können

leicht weitere Entzündungen und sogar Narben entstehen.

Bei größeren Talgablagerungen sollte dringend ein Hautarzt befragt werden.

Der Grund von Ablagerungen kann auch an den Essgewohnheiten liegen, muss aber nicht zwangsläufig so sein.

Um die natürliche Spannung der Haut zu erhalten, ist es wichtig auf die Streichrichtung zu achten.

Waschen

Abbildung 2

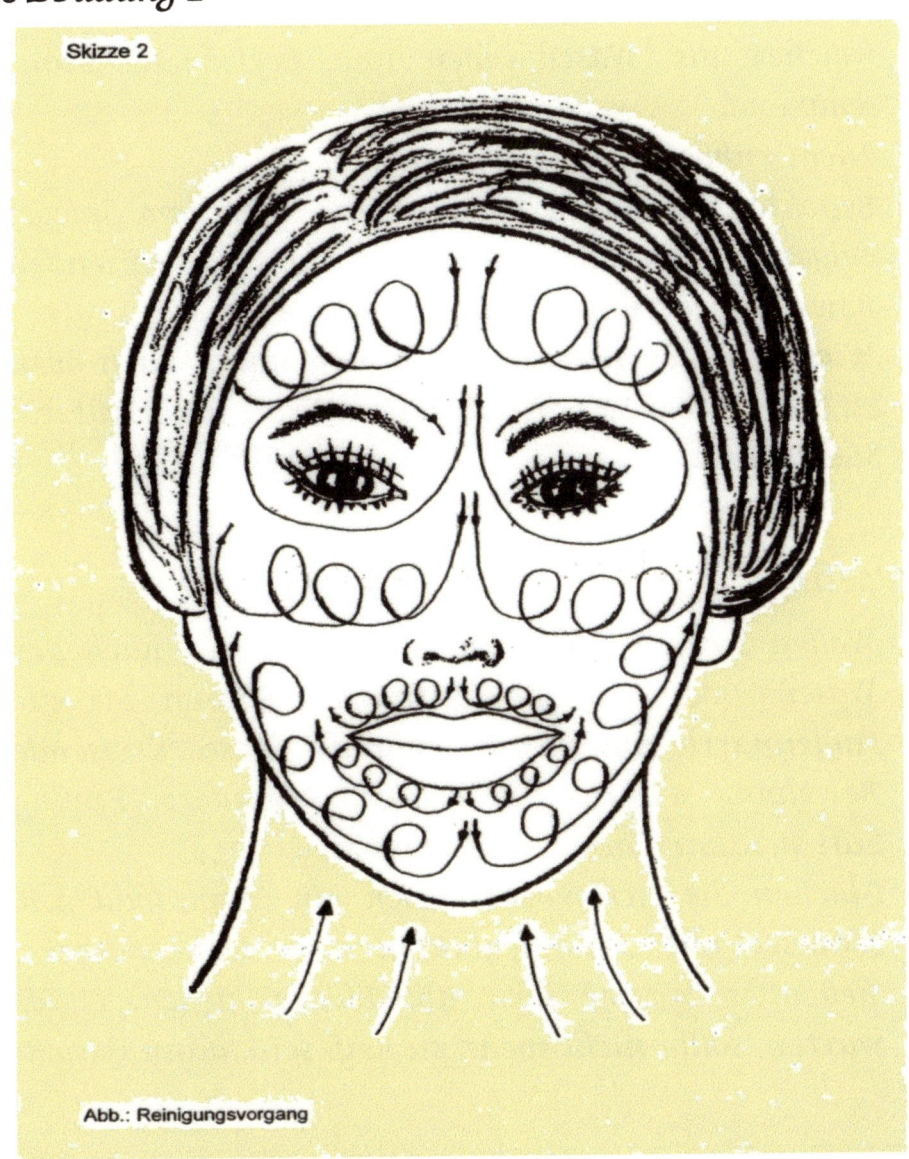

Skizze 2

Abb.: Reinigungsvorgang

Waschen Sie mit einer milden PH neutralen Gesichtsreinigungs-Seife. Abwaschen am besten mit einem speziellen Gesichtsreinigungs-Tuch. Die sind weicher als Waschlappen und peelen die Haut schonend.

Nicht rubbeln, sondern streicheln.

Beachten Sie die Streichrichtung. Vor dem Spiegel neigen wir dazu immer in Abwärtskreisenden Bewegungen zu arbeiten.

Wichtig ist es aber die Haut von unten nach oben zu bearbeiten. So wird die Spannkraft unterstützt.

Siehe Abb.2

Peeling

Wollen Sie ein Peeling machen, dann ist nach der Wäsche, der richtige Zeitpunkt. Sparen Sie die Augenpartie aus. Dafür mehr die Nase. Kreisende Bewegung wie für das Wasch- Prozedere. Peeling hilft sichtbar Poren zu verkleinern.

Machen Sie sich vorher noch ein Dampfbad z.B. Schüssel mit Kamillenblüten aus der Apotheke, Siedendes Wasser über die Blüten gießen, etwas warten, sollte **nicht mehr zu heiß** sein, dann Gesicht über die Schüssel und Handtuch drüber. Ca. 5-10 Min.

Dann peelen und wieder mit dem Gesichtsreinigungstuch abwaschen.

Gesichtswasser

Mit dem Gesichtswasser erfrischen wir die Haut und machen sie bereit, die Creme gut aufzunehmen. Wattepad etwas tränken und mit leichten **Aufwärts**bewegungen einstreichen.

Maske

Ein besonderes Highlight für die Haut ist eine Maske die wir ca. 20 Min einwirken lassen.

Gehören Sie zu denen die diese Prozedur gern mit einem Wannenbad verbinden? Ist herrlich nicht wahr?

Aber, sorry das lassen Sie bitte ab SOFORT !

Die Wärme des Wassers bringt unsere Haut dazu zu entschlacken. Das ist besonders gut, auch für die Gesichtshaut. Haben wir jedoch die Maske drauf, kann die Haut nicht absondern und verstopft die Poren eher.

Berücksichtigen Sie Ihren Hauttyp bei der Auswahl der Maske.

Legen Sie auf die Augen etwas Erfrischendes, außer einer Gurkenscheibe oder gekühlte Teebeutel, gibt es auch spezielle Augen-Masken und Wässerchen.

Cremen

Sicher haben Sie das richtige Produkt gefunden. Wenn Sie ein Serum nutzen wollen, zuerst das Serum sanft einmassieren.

Jetzt die Creme so wie es die Abbildung zeigt, immer von unten nach oben, Stirn von der Mitte nach Rechts und Links, den Hals und die Ohren nicht vergessen.

Machen Sie sich doch einmal eine Gesichtsmassage. Es sind die gleichen Streichvorgaben.

Abbildung 3

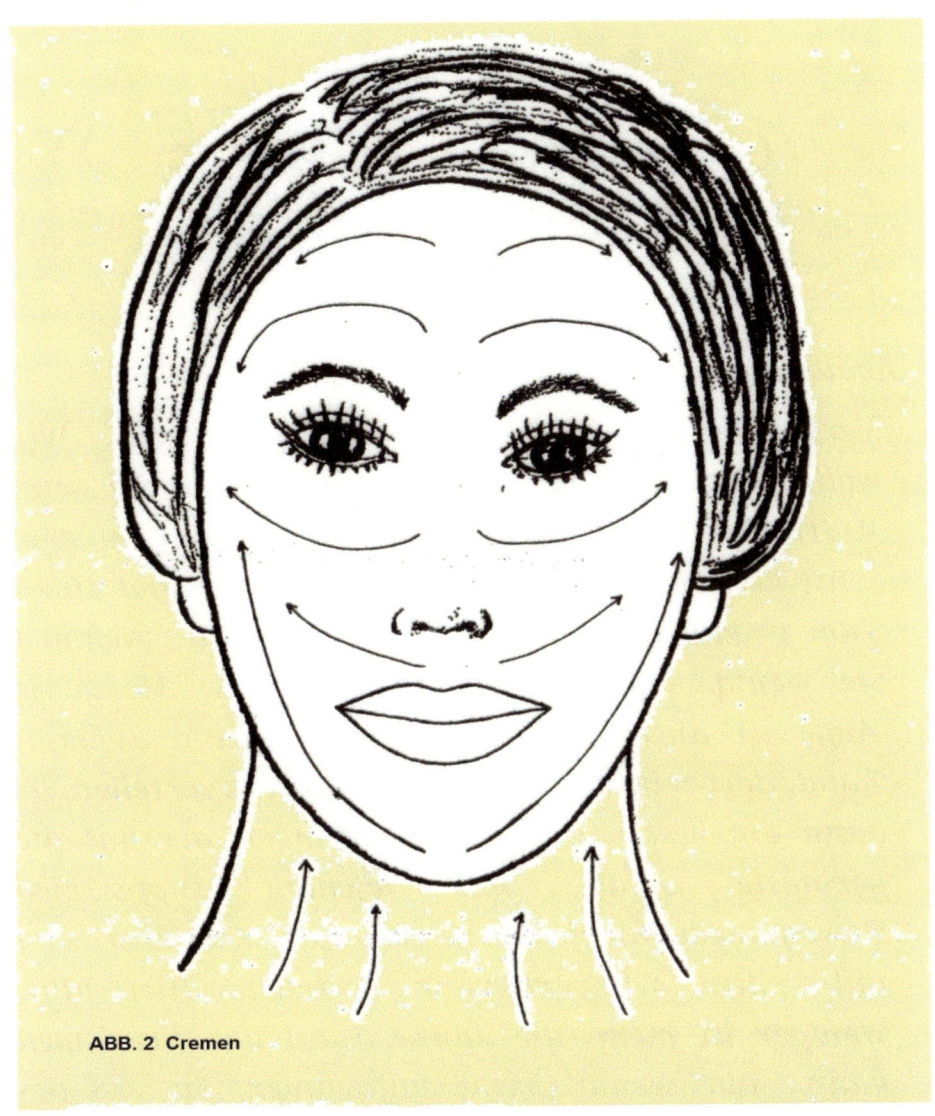

ABB. 2 Cremen

Die Augen

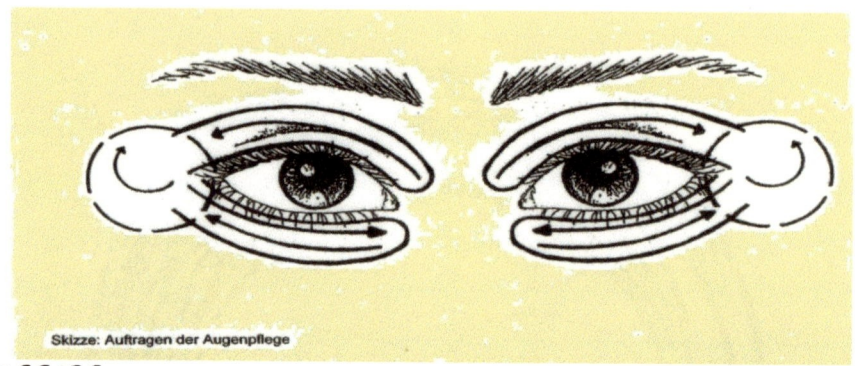

Skizze: Auftragen der Augenpflege

Abbildung 4

Verwenden Sie nur spezielle Augencremes. Wir wollen das Auge ja nicht reizen. Bleiben Sie beim Auftragen immer unter oder über den Wimpern. Sonst könnten die Öle ins Auge kriechen und einen Film produzieren der juckt oder brennt. Nehmen Sie wenig. Einen Stecknadelkopf große Menge je Auge ist ausreichend. Beginnen Sie am äußeren Rand, dort wird das meiste gebraucht, verteilen Sie dann am besten mit dem Ringfinger, der hat die geringste Kraft, mit leichten tupf-streich Bewegungen ohne jeden Druck, die Creme über- und unter dem Wimpernkranz verteilen. Hier hilft, **weniger ist mehr,** die dünne Haut um die Augen kann nur wenig Creme aufnehmen. Zu viel des Guten und Sie wundern sich über Tränensäcke.

Tränensäcke:

Meist verbunden mit dem Alterungsprozess, der oft eine Schwächung des Bindegewebes mit sich bringt. Aber auch durch eine ungesunde Lebensweise, wie z.B. Schlafmangel, zu viel Kaffee, Drogenkonsum oder Stress, können schon in jüngeren Jahren die ungeliebten Tränensäcke auftreten.

Es gibt zahlreiche Hausmittel die eine wesentliche Verbesserung der Symptome versprechen, z.B. aufgebrühten Teebeutel, Schwarztee oder Kamille, in den Kühlschrank legen und später auf die Augen legen, natürlich regelmäßig.

Sind die Tränensäcke aber durch Fett entstanden, hilft nur eine Operation.

Schlupflider

Ist der bewegliche Teil des oberen Augenlides fast nicht mehr zu sehen, spricht man von Schlupflidern. Meist genetisch bedingt und lästig. Frühzeitig mit einer Haut-straffenden Augencreme beginnen. Sind sie erst mal da, hilft auch hier nur noch eine OP.

31

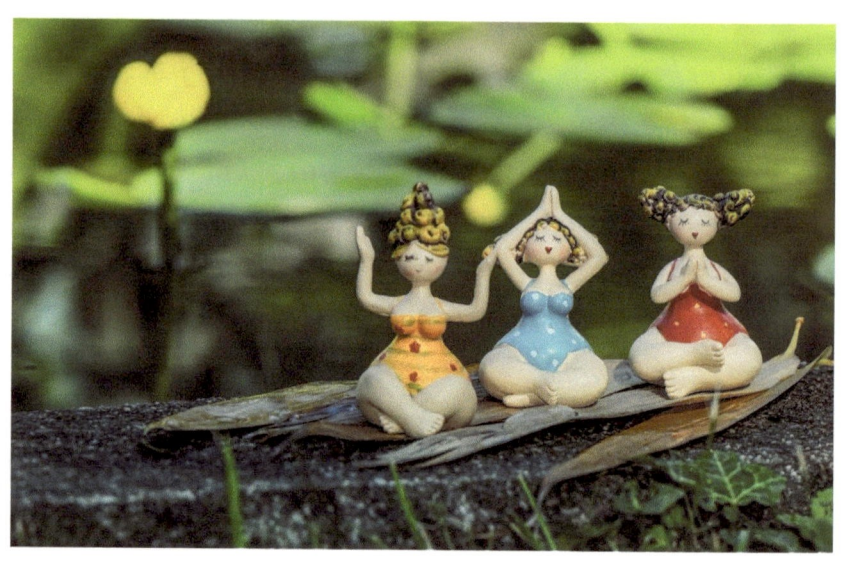

Die Lippen

Die Lippen haben eine sehr dünne Haut. Was wir meist zu spüren bekommen, wenn es zu kalt oder zu heiß draußen ist. Diese dünne Haut trocknet zu leicht aus so das sie spröde werden bis hin zum schmerzhaften Platzen der Haut.

Gönnen Sie Ihren Lippen einen wirklich guten Pflegestift der mehrmals täglich neu aufgetragen werden sollte.

Ob sie die Pflege mit dem Pinsel oder dem Finger aufgetragen wird ist egal, aber der Vaseline-Gehalt im Stift sollte nicht zu hoch sein, besser mehr

Feuchtigkeit und Vitamine. Vaseline zieht nicht ein und hat somit zwar eine schützende Wirkung aber keine Pflegende.

Abbildung 5

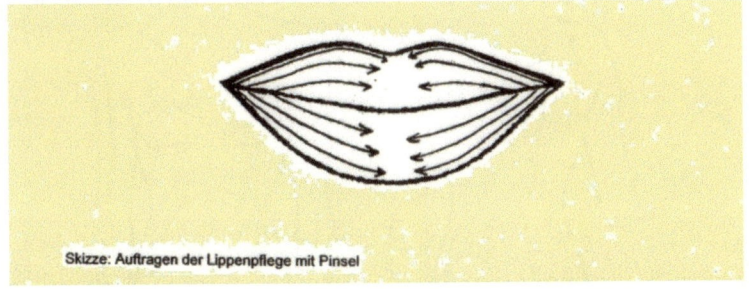

Skizze: Auftragen der Lippenpflege mit Pinsel

Reinigen, Pflegen, Auftragen
immer von außen zur Mitte.

DEIN_KÖRPER

Höchst effektiv ist es den Körper nach diesem Schema zu verwöhnen. Schon unter der Dusche oder in der Wanne, mit einem Massageschwamm oder der Bürste, regen Sie mit dieser Methode den Kreislauf und den Stoffwechsel an. Wenn Sie sich dann abgetrocknet haben, machen Sie weiter der Körperlotion.

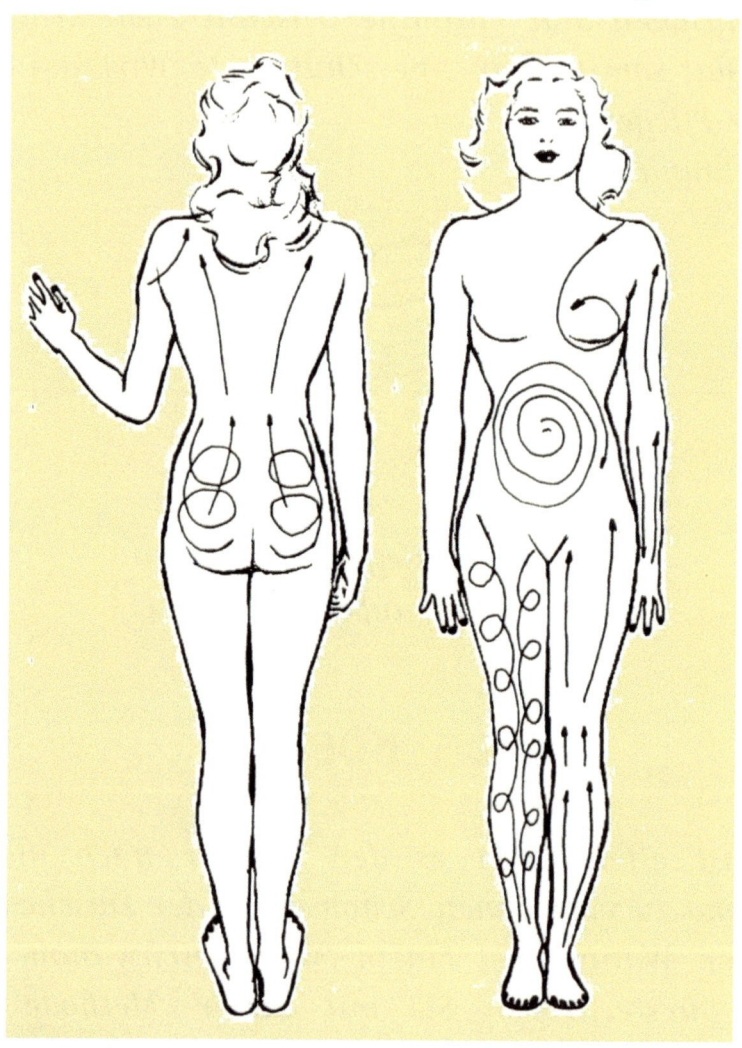

Wunderbar
Abbildung 6
Das Dekolletee nicht vergessen

Enthaarung

Viele Frauen „leiden" an starkem Haarwuchs an Stellen wo man sie gar nicht will. Rasieren ist da manchmal der einzige Weg, macht aber das Haar kräftiger und die Haarwurzel wird zusätzlich angeregt.

Eine gute Alternative sind Enthaarungscremes, Lotion oder Schaum. Je nach Produkt auftragen ca. 5-10 Min. warten und mit dem Spatel leicht und schmerzfrei die Haare weg-schaben. Anschließend die Stellen gründlich waschen.

Die Haarwurzel wird dabei nicht geschädigt und das Haar wächst wieder nach. Aber nicht so schnell wie nach einer Rasur.

Dabei wäre zu beachten, dass die meisten Enthaarungscremes **Thioglycolsäure** enthalten, welches giftig ist und zum Teil auch über die Haut aufgenommen wird. Es kann zu Haut-Unverträglichkeiten kommen, dass ich anrate in jedem Fall erst einmal in der Armbeuge zu testen, ob Ihre Haut reagiert.

Zur Schamhaarentfernung und zur Anwendung im Gesicht ist Vorsicht geboten, da hier genauso Hautirritationen und allergische Reaktionen möglich sind. In meiner Praxis habe ich die

Erfahrung gemacht, das ein Erfolg beim Damenbart immer ausblieb.

Schleimhautkontakt sollte grundsätzlich vermieden werden.

Dann bleibt noch das **Wachsen**.

Heißes Wachs wird auf die Stellen aufgebracht. Bei Männern oft die Brust oder Rücken, bei Frauen der Schambereich und die Beine. Alles Stellen die sehr Schmerzempfindlich sind.

Ist das Wachs erkaltet, wird die Schicht mit einem Ruck abgezogen. So schmerzhaft wie es sich anhört ist es auch.

Die Haare im Gesicht, der Damenbart, ist wirklich nicht schön. Aber er sollte gezupft werden. Das Ergebnis ist dann auch das beste.

DIE HAARE

Jeden Morgen waschen oder nur alle paar Tage? Das entscheidet wahrscheinlich die Beschaffenheit des Haares. Dicke volle Haare brauchen keine tägliche Wäsche, tut ihnen wahrscheinlich nicht einmal gut. Kopfhaut, die viel Talg produziert lassen das Haar schnell platt aussehen.

Wer sich die Haare regelmäßig färbt oder tönt, braucht auf jeden Fall eine extra Dosis Pflege.

Fettendes Haar

Je öfter wir unsere Haare waschen, umso mehr trocknet unsere Kopfhaut aus und die Talgdrüsen werden angeregt noch mehr zu produzieren.

Ein tiefen-reinigendes Shampoo benutzen, ohne Silicone und Zusatzstoffe. Oder ein pH-neutrales Waschmittel. Eine Spülung mit Apfelessig ist perfekt außerdem das Haar regelmäßig ausgiebig bürsten.

Trockenes Haar

PH neutrale Shampoo sind ideal. Einige schwören sogar auf Hundeshampoo. Okay, soweit bin ich noch nicht gegangen, aber warum nicht. Eine pflegende Spülung ist unumgänglich und einmal die Woche eine Kur ist bei trockenem Haar Pflicht.

Nicht zu ausgiebig föhnen, gerne auch mal Lufttrocknen lassen.

Auf Silicone sollte generell verzichtet werden, sie legen sich um das Haar wie ein Kunststofffilm. Lassen das Haar zwar im ersten Moment glänzend aussehen, aber es lässt keine Nährstoffe an das Haar und wird es mit der Zeit schädigen.

Haben Sie bislang immer Silicon -shampoo genutzt und wollen wechseln, haben Sie bitte Geduld, es dauert einige Wäschen bevor der Belag weg ist.

Vorsicht auch bei Naturshampoos, nicht alle sind wirklich schonend zum Haar.

Ist zB **„Tensid Amonium Laureth Sulfat** oder **Amonium Lauril Sulfat"** enthalten sollte man die Finger davon lassen. Obwohl diese Tenside natürlichen Ursprung sind, sind sie höchst Aggressiv.

Tipp bei sehr trockenem Haar hilft Olivenöl. Über Nacht unter einer Plastikhaube einwirken lassen . Olivenöl auch bei trockener Nagelhaut.

Hornhaut z.B. am Ellenbogen?
Zitronensaft macht Haut weich, ohne auszutrocknen.

DIE HÄNDE

An den Händen erkennt man das wahre Alter So sagt man. Stimmt das ? JAJAJA Quatsch! Eigentlich ist es ja gemein. Hände die ganz viel im Leben Arbeiten mussten, sehen sicher gebeutelter aus als die von Prinzessin Sowieso.

Eine wichtige Rolle spielt aber, ob die Hände und Nägel gepflegt oder ungepflegt sind. Häufiges Waschen, arbeiten mit chemischen Putz- und Reinigungsmitteln tragen erheblich dazu bei ob die Haut der Hände knackig aussieht.

Mit einem schönen Nagellack, selbst Farbloser, kann man sehr wohl von der Haut der Hände ablenken. Versuchen Sie es.

Hände sind eine natürliche Visitenkarte des Menschen um Beruf, Alter und Pflegebewusstsein daran abzulesen.

Kein anderer Körperteil wird mehr strapaziert und ist Umwelteinflüssen so unmittelbar ausgesetzt.

Nur eine konsequente und sorgfältige Pflege beugt vorzeitiger Hautalterung vor. Die richtige und regelmäßige Pflege ist eine Wohltat für beanspruchte Hände.

So gibt es schon Cremes die den Altersflecken den Schrecken nehmen. Gönnen Sie Ihren Händen mal

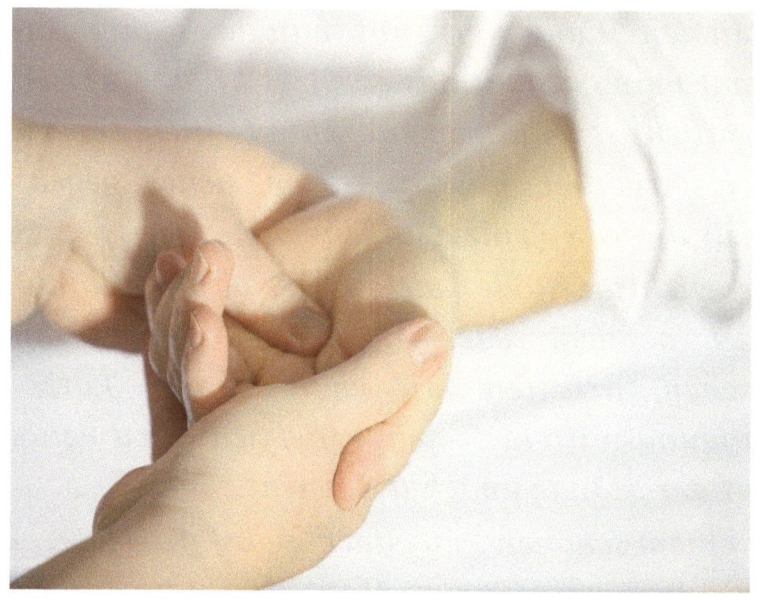

eine Kur. Cremen Sie vor dem Schlafengehen die Hände dick ein, Baumwollhandschuhe drüber und ab ins Bett. Das tolle Ergebnis sehen Sie dann am Morgen. Hände eincremen und gleichzeitig mit einer kleinen Massage verwöhnen, wäre das was für Sie? Ähnlich wie bei den Füßen gibt es auch hier Reflex-Punkte, mit denen man sich sehr gut stimulieren kann.

Abbildung 7
Geben Sie sich selbst eine Handmassage.

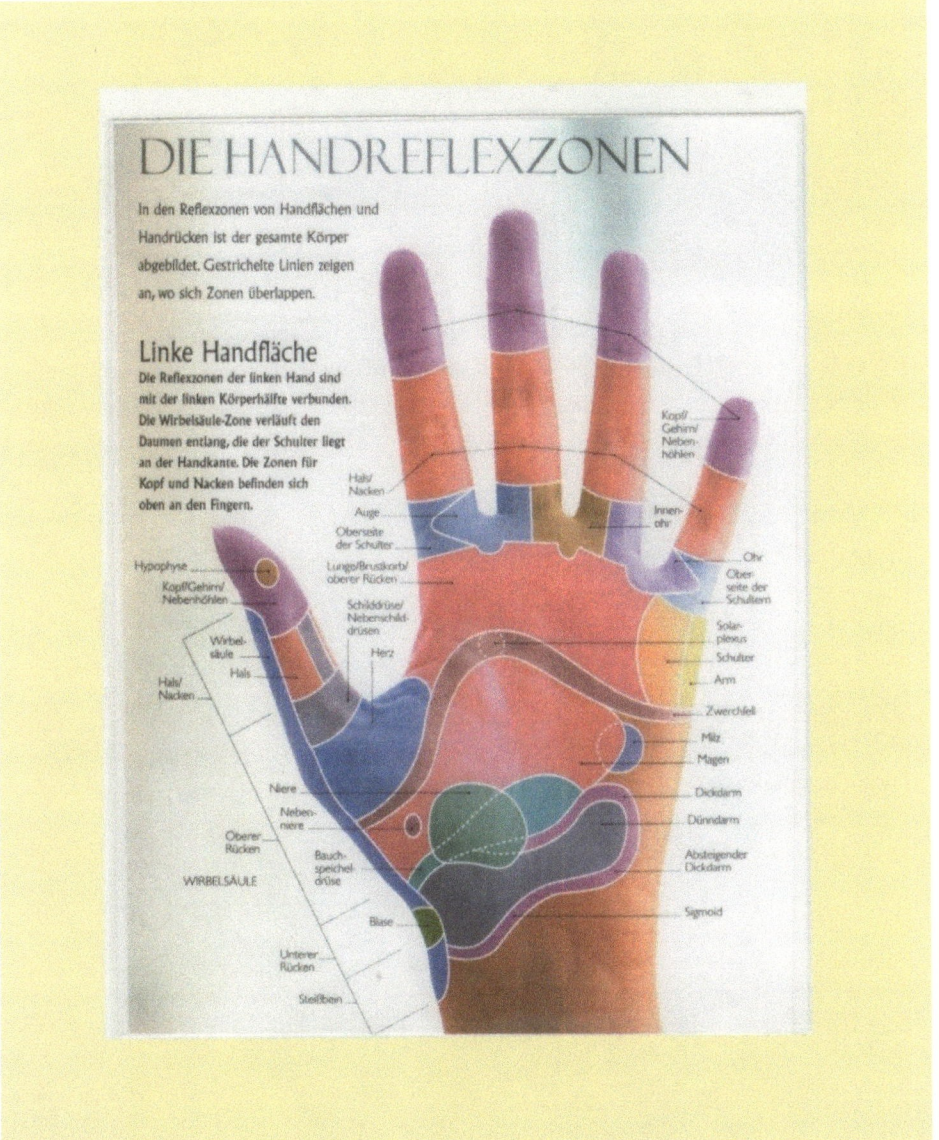

Abbildung 8

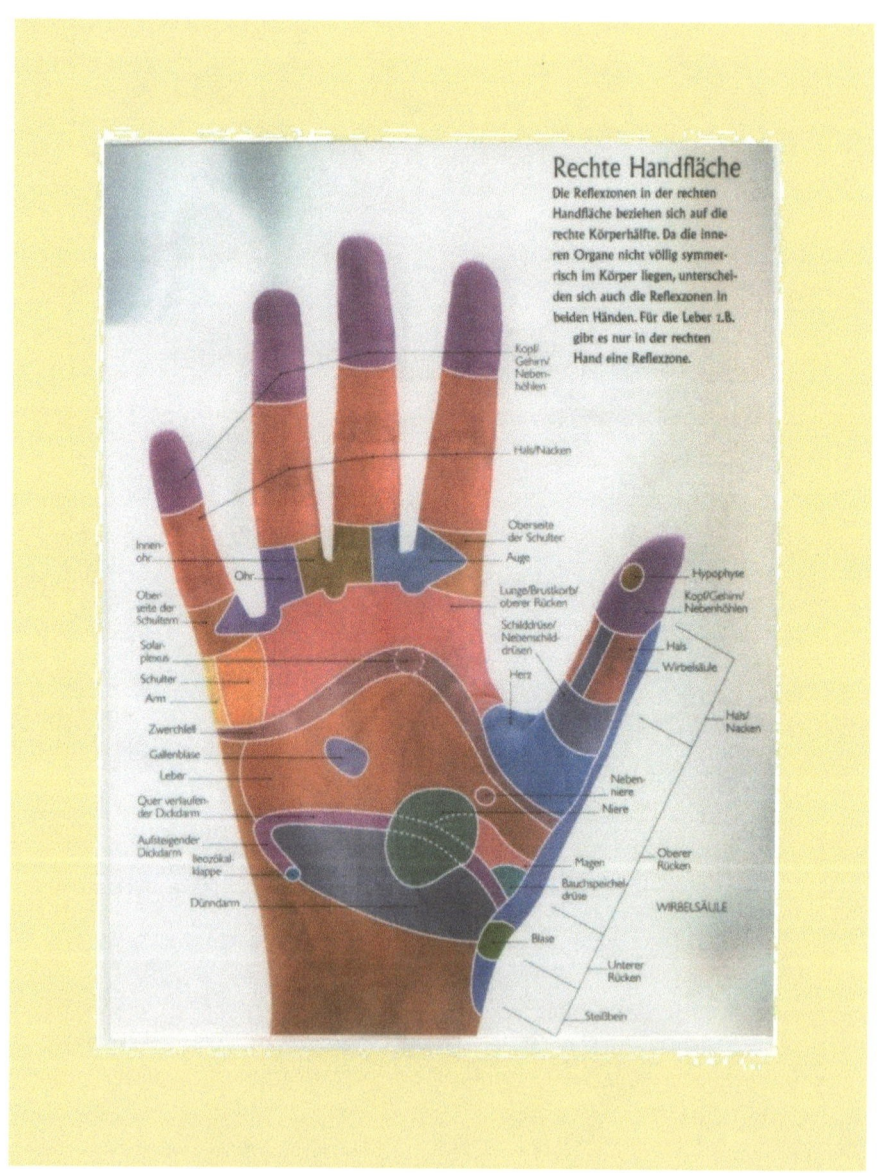

Handwerkszeug für die Nagelpflege

→ *Sandblattfeilen eine Seite fein, die andere grob*

→ *Maniküre Stäbchen aus Rosenholz, zum zurückschieben der Nagelhaut*

→ *Pferdefüßchen aus Holz oder Plastik, das eine abgeschrägte Spitze aus Gummi hat zum abrubbeln der Nagelhaut, am anderen Ende ein Pinsel zum Entfernen der abgelösten Haut.*

→ *Nagelöl löst die letzten Reste der Nagelhaut und pflegt diese gleichzeitig, hält sie geschmeidig*

1. *Beginnen Sie mit einem kleinen Seifenbad damit die Haut um den Nagel etwas weicher wird*

2. *Mit dem Stäbchen die Nagelhaut lösen*

3. *Feilen Sie die Nägel*

4. *Benutzen Sie das Pferdefüßchen und rubbeln die weiche Nagelhaut ab, die Sie mit dem Pinsel entfernen.*

5. *Mit dem Nagelöl einer Austrocknung vorbeugen. Gut einmassieren.*

6. *Das Öl mit etwas Seife entfernen, wenn Sie lackieren wollen.*

7. *Jetzt sind die Nägel perfekt, ein Klar oder Farblack rundet das ganze ab.*

ARME FÜSSE

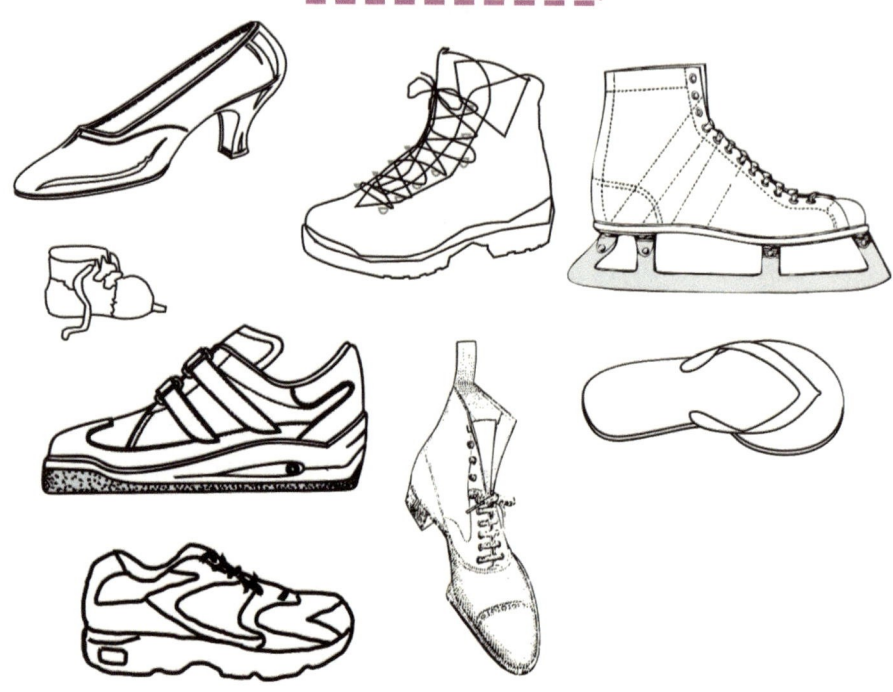

Viel zu Stiefmütterlich werden unsere Füße behandelt.

Schwerste Lasten, ständige Bewegung.

Ein Leben lang.

Dazu kommen Schuhe die unsere Füße überhaupt nicht mögen. Mal ganz hoch dann wieder ganz flach.

Eine Qual und alles für die Schönheit.

Heute gebe ich mehr auf den Gesundheitsaspekt, aber nur weil meine Füße das für mich entschieden haben, nicht umgekehrt. Bin eben auch nur ein schwaches Geschöpf.

Wir können den Füßen genau wie den Beinen wirklich was gutes tun, außer der wichtigen Fuß und Nagelpflege. Als junger Mensch ist man wahrscheinlich in der Lage die Nagelpflege selbst zu an sich zu praktizieren, aber wenn es nicht mehr geht sollte man die Pediküre aufsuchen. Ist doch auch ein Stück Wohlgefühl. Fingernägel wachsen ca. 1 mm die Woche, Fußnägel brauchen etwas mehr Zeit.

So sollten Füße nicht aussehen:

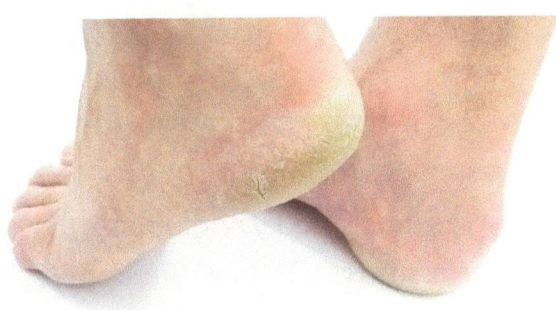

Fußreflexmassage

Beine die sich müde fühlen kann man mit einem Fußbad auf die Sprünge helfen. Dann noch eine Fußreflexmassage?

In meiner Praxis war das für meine Kunden immer ein Highlight.

Es gib aber schon tolle Fußbäder, elektrisch mit

verschiedenen Massageeffekten.

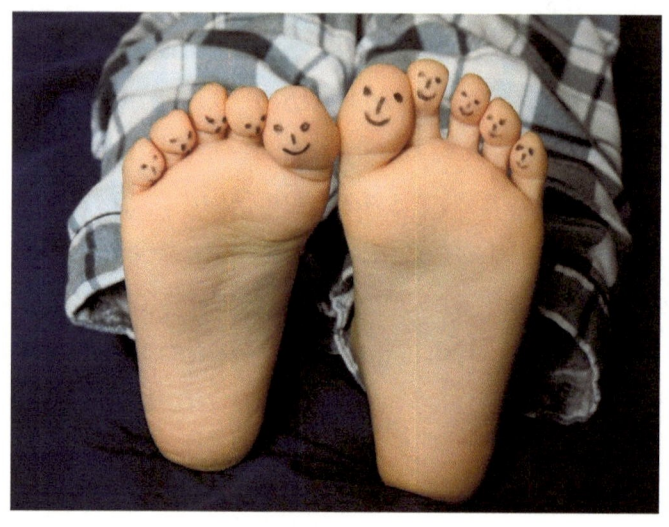

Massieren oder Massieren lassen?
Bei einer Pediküre sollte eine kleine Fußmassage
nicht fehlen, sonst fragen Sie einfach.
Fußreflexmassage hat nicht jede Fußpflegerin
gelernt aber so eine kleine Massage sollte sie schon
hinkriegen. Und das tut den Füßen sooooo gut.
Wenn es nicht professionell sein muss, mach es doch
selbst, wirklich falsch machen können Sie nichts.
Ich habe schon Strümpfe gesehen, auf denen die
Reflexpunkte aufgedruckt sind, tolle Idee.

Auf den folgenden Abbildungen, sehen Sie die wichtigen Kontaktpunkte.

Sie sollten da nicht ängstlich sein, sie haben es nicht gelernt, aber wirklich was verkehrt machen kann man nichts. Und es geht doch allein nur um das Wohlgefühl.

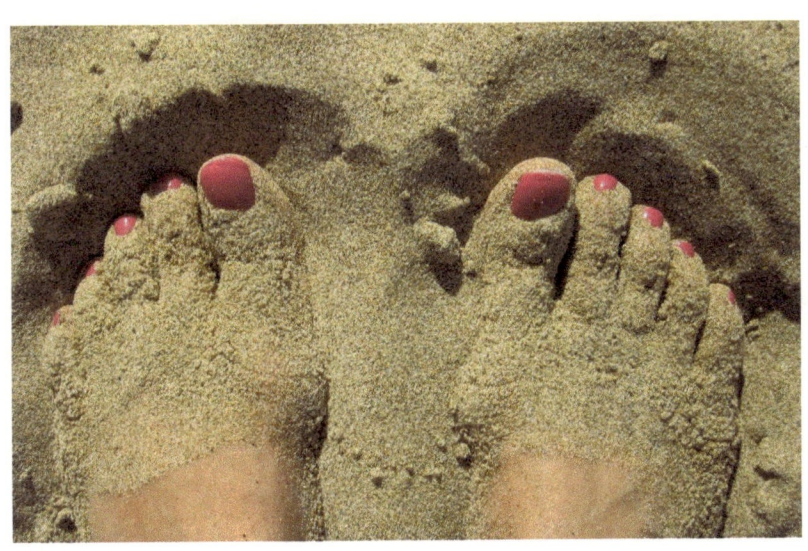

Abbildung 9

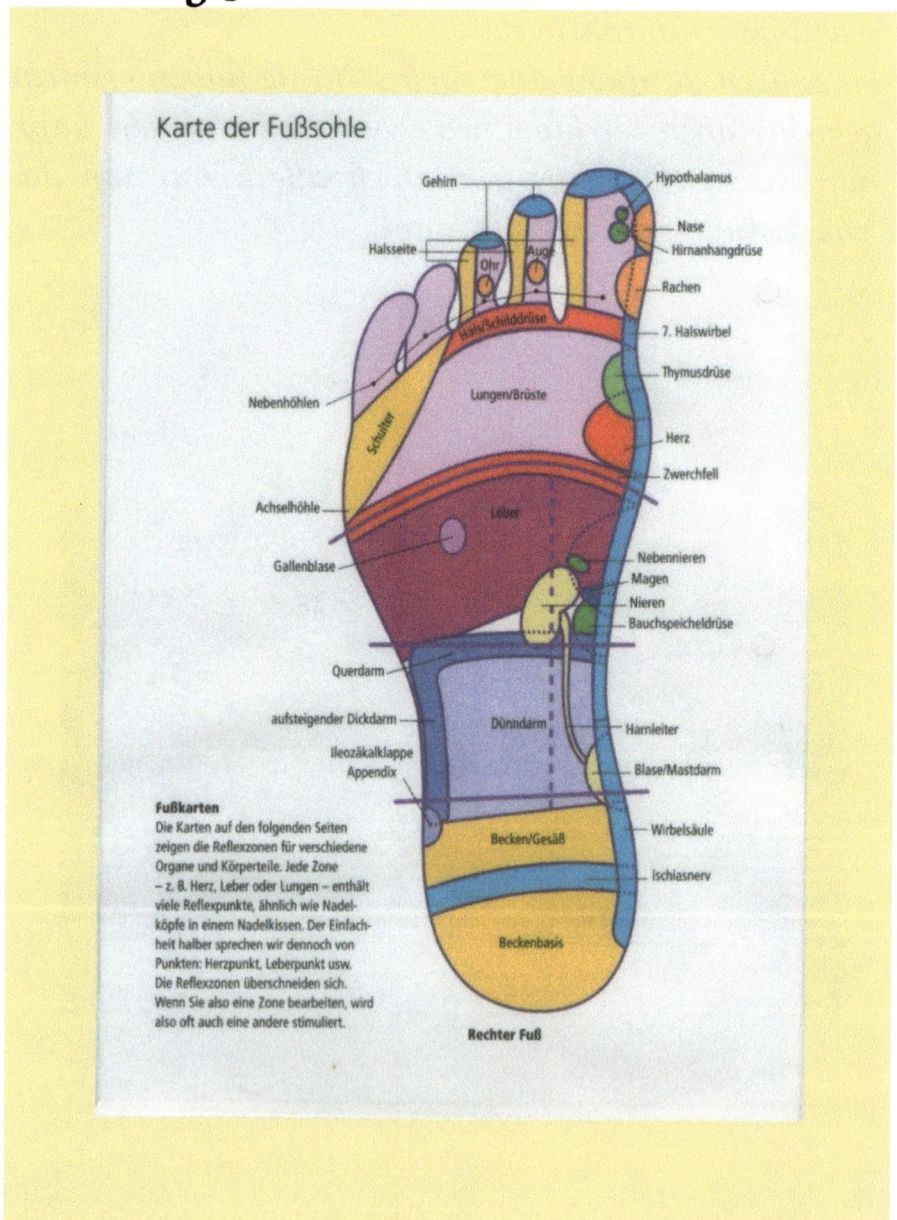

Karte der Fußsohle

Fußkarten

Die Karten auf den folgenden Seiten zeigen die Reflexzonen für verschiedene Organe und Körperteile. Jede Zone – z. B. Herz, Leber oder Lungen – enthält viele Reflexpunkte, ähnlich wie Nadelköpfe in einem Nadelkissen. Der Einfachheit halber sprechen wir dennoch von Punkten: Herzpunkt, Leberpunkt usw. Die Reflexzonen überschneiden sich. Wenn Sie also eine Zone bearbeiten, wird also oft auch eine andere stimuliert.

Labels in image: Gehirn, Hypothalamus, Nase, Hirnanhangdrüse, Halsseite, Ohr, Auge, Rachen, Hals/Schilddrüse, 7. Halswirbel, Nebenhöhlen, Lungen/Brüste, Thymusdrüse, Schulter, Herz, Achselhöhle, Zwerchfell, Leber, Gallenblase, Nebennieren, Magen, Nieren, Bauchspeicheldrüse, Querdarm, aufsteigender Dickdarm, Dünndarm, Harnleiter, Ileozäkalklappe, Appendix, Blase/Mastdarm, Becken/Gesäß, Wirbelsäule, Ischiasnerv, Beckenbasis, **Rechter Fuß**

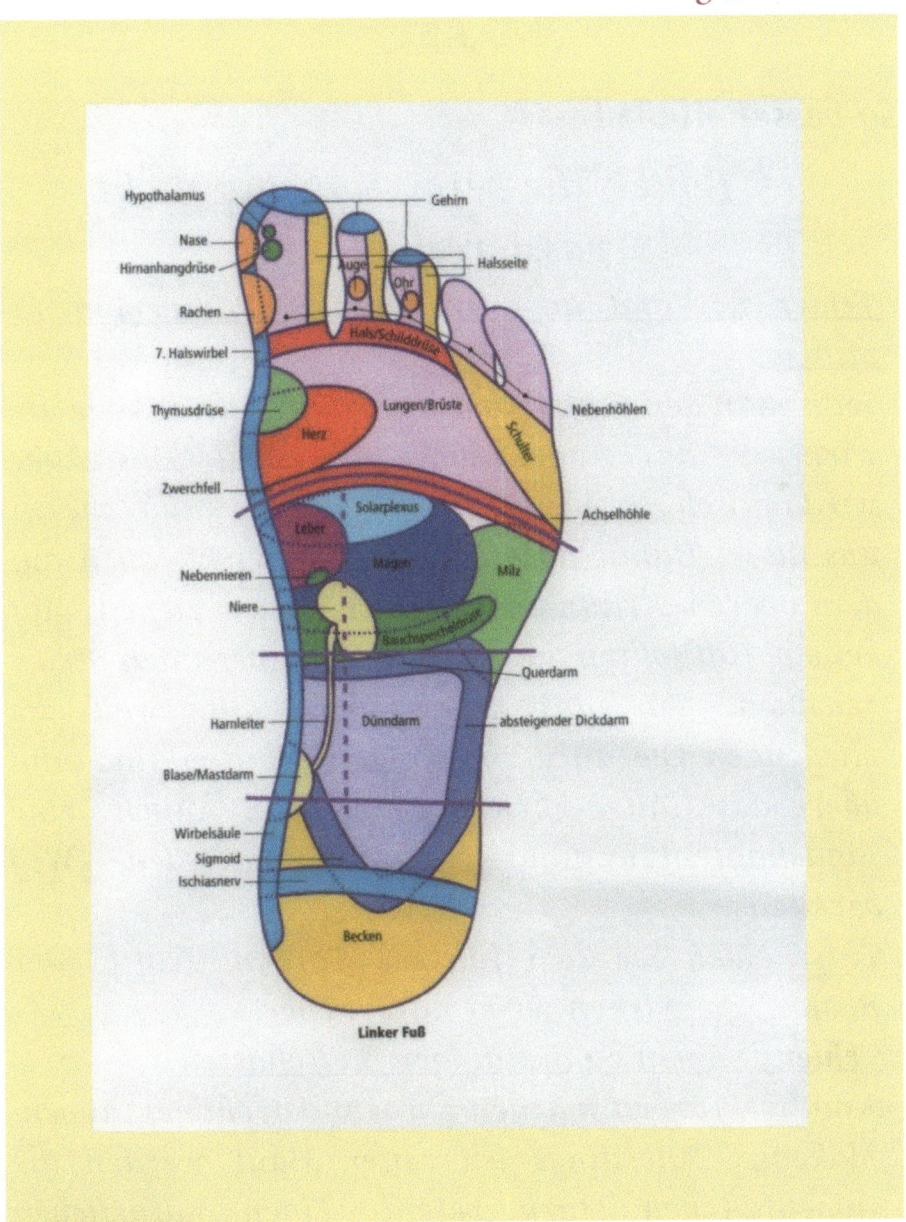

Abbildung 10

MAKEUP

So besser nicht !

5 Fehler, die beim Make-up nicht passieren sollten

Fehler 1. Kajal auf den unteren Wimpernkranz ziehen

Setzt man den Kajal Strich nur unter dem Auge an, wirkt das Auge kleiner als es ist. Das Auge wird optisch nach unten gezogen und macht uns älter. Damit das Auge größer wirkt, auch auf dem oberen Kranz einen feinen Strich ziehen. Auf keinen Fall sollten Sie über den Wimpern den Strich zeichnen. Für das Auge nicht gut, weil die pflegenden Öle auch im Kajal enthalten sind und über das Auge kriechen können. Auch eine Bindehautentzündung könnte man den Weg bereiten.

Entscheiden Sie sich für die Farben Grafit oder Braun, sie wirken wirkt natürlicher.

Fehler 2. Einen zu auffälligen Lidschatten

Knallige Farben machen ein wunderschönes Augen-Make-up. Allerdings bei reifer Haut werden die Augenfältchen stark betont. Einen natürlichen

Effekt bekommt man mit Erdtönen, zartes Violett oder Creme-Tönen.

Die hellste Farbe sollte im inneren Augenwinkel platziert werden, dunklere auf das Lid, dann als Abschluss die letzte Farbe, will man drei Farben verwenden. 2 Farben sollten es immer sein - hell&dunkler.

Die reifere Haut verzichtet besser auch auf Glanz.
Kleinere Fältchen werden sonst betont

Fehler 3: Die Augenbrauen ignorieren
Augenbrauen geben dem Make-up den letzten Schliff. Auch die Augenbrauen werden im Alter manchmal etwas lichter. Da darf man ruhig schummeln. Statt Puder ist das Auftragen mit einem Stift einfacher und verschwindet nicht in den Fältchen. Auch hier sollte man auf Schwarz verzichten und einen Stift Braun oder Grafit wählen. Zeichnen Sie einzelne Härchen nach, das sieht natürlicher aus, als ein durchgezogener Strich. Wollen die Härchen nicht so in Form liegen ist auch Gel eine gute Wahl.
Buschige Augenbrauen unbedingt zupfen oder zupfen lassen. Macht der Friseur, Kosmetiker oder die gute Freundin.

Wichtig: Wimpern dürfen Schwarz sein, Augenbrauen nie, wenn es natürlich aussehen soll.

Fehler 4 : Zu viel Concealer

Mit dem Concealer kann man zwar Augenringe oder Nasal-falten verschwinden lassen, aber es läuft auch gern in die kleinsten Fältchen und lässt uns älter aussehen. Lieber wenig oder gar nicht.

Fehler 5 : Sie pflegen Ihre Haut nicht richtig

Damit das Make-up gelingt und haltbar ist, brauchen wir eine gute Basis. Die Grundpflege wurde gemacht?

Wenn es schon eine Weile her ist, nochmals durchführen. Nicht einfach überschminken. Die Augenpartie mit einem Feuchtigkeitsprodukt pflegen, damit sie nicht Müde aussehen. Das Gesicht dünn eincremen , vielleicht einen Primer auftragen. Dann das Makeup . Es sollte eine Nuance heller als Ihr natürlicher Teint sein. Mit einem Transparent Puder darüber pudern, so hält das Make-up lange.

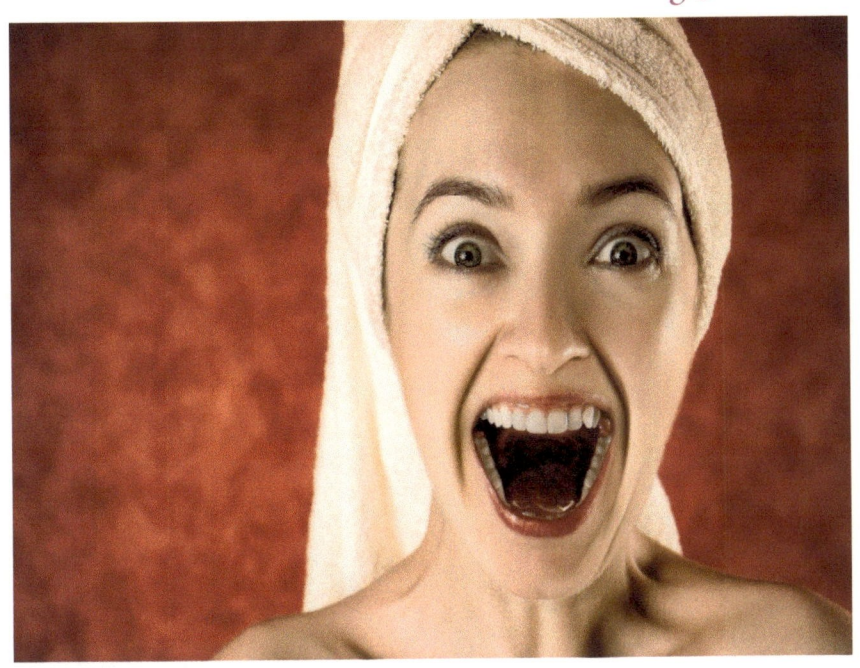

Wenn Sie nicht geübt sind mit den Farben, probieren Sie es doch mit dieser Vorlage, Abb. 11, Ausdrucken und Eigene Farben ausprobieren.

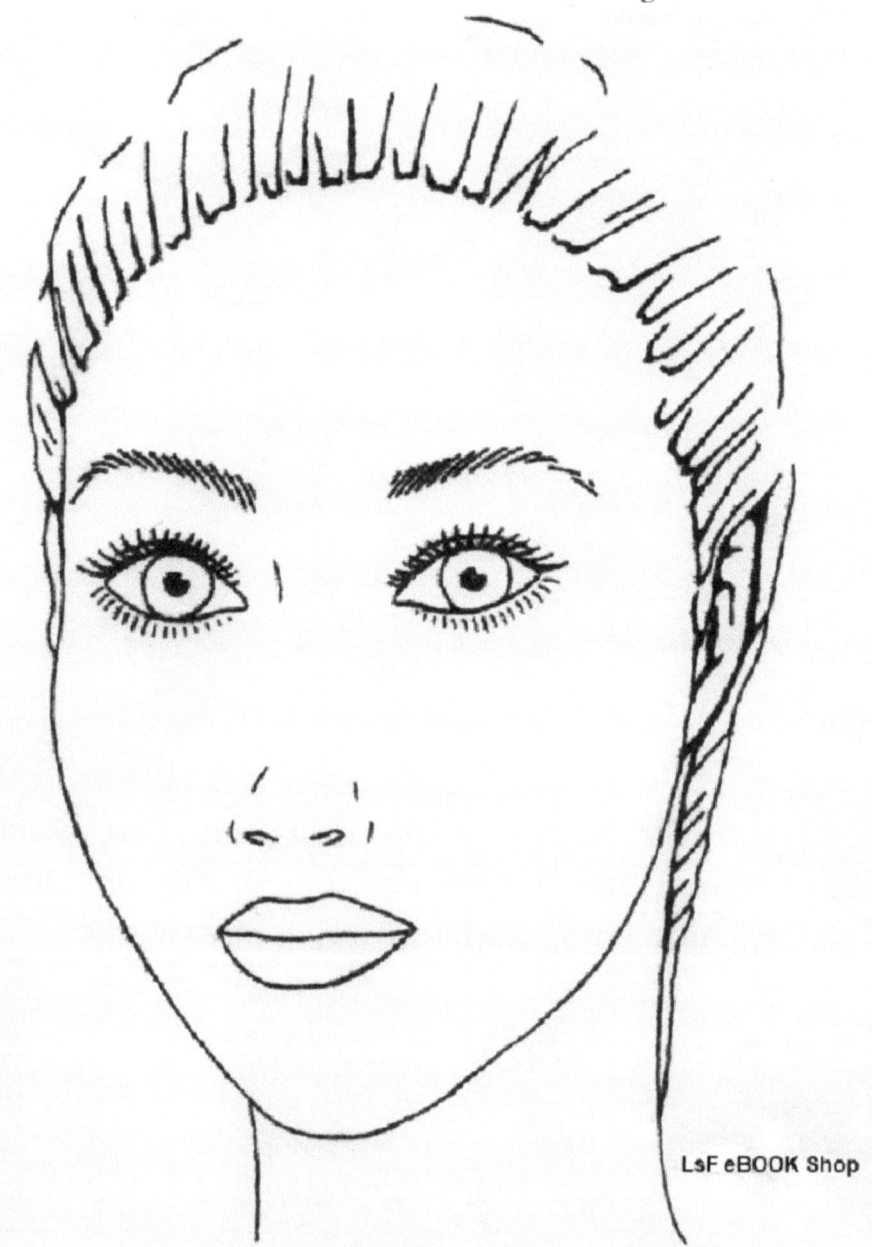

VORSICHT SONNE

So wichtig Sonne für unser Wohlbefinden ist, so gefährlich ist sie für unsere Haut. Im wahrsten Sinne des Wortes, mit Vorsicht zu genießen. Aber zu gern unterliegen wir ihrem Charme und dem Wunsch auf eine schöne, gesunde Bräune.

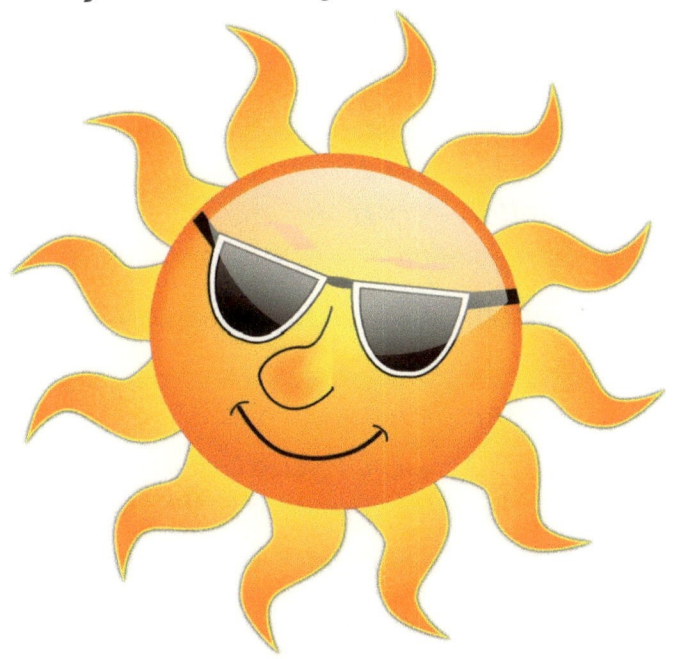

Wie schützen wir uns am sinnvollsten. Sie kennen Ihre Haut ja schon ein Weilchen und wissen in den tiefen Ihres Herzens wie schnell Sie einen Sonnenbrand bekommen. Darauf sollten Sie auf keinen Fall warten und rechtzeitig den Schatten suchen, oder was Leichtes überziehen.

Was mit Obst geschieht, wenn man es in die Sonne legt, passiert auch mit unserer Haut.

Übrigens auch unter dem Sonnenschirm bekommt man Farbe, es dauert nur länger.

Mit einer Karottensaft-Kur kann man die Haut auf die Sonnenbäder vorbereiten und bringt meist auch schon die erste Bräune.

Jeden Tag ein Glas, am besten frisch gepresst.

Gleich mit voller Kraft in die erste Sonne stürzen kann auch schlimme Hautirritationen und schlimme Allergien auslösen.

Also lass es besser ruhig angehen.

Wie stark der Lichtschutzfaktor der Sonnencreme ist, ist leider Ermessenssache des Herstellers. So ist Lichtschutzfaktor (Lsf) 60 oft nicht besser als Lsf 30, wird aber sehr wahrscheinlich einiges teurer sein.

Cremen Sie sich ca. 20 Minuten bevor Sie in die Sonne gehen ein.

Und wenn Sie baden gehen, wieder danach.

Ein Sonnenbrand ist vergleichbar mit einer Verbrennung des 1. und 2. Grades. Schwerere

Verbrennungen können sogar Narben oder Braunfärbungen hinterlassen.

1. **Grad.** *Leichter Sonnenbrand- die betroffenen Hautstellen sind gerötet und über-wärmt, oft auch leicht geschwollen und spannt. Es juckt und brennt.*

2. **Grad.** *Es bilden sich Bläschen auf der Haut. Die sich später schält. Ist schon übermäßig schmerzhaft. Pigmentflecke könnten dauerhaft bleiben.*

3. **Grad.** *Schwere Verbrennungen, die obersten Hautschichten sind zerstört und lösen sich ab. Es können Narben zurückbleiben.*

Die Sonnenbank macht da keinen Unterschied!
Immer häufiger rächt sich die Haut irgendwann mit Hautkrebs, also passen Sie auf sich auf.

Die Hauttypen I und II haben eine kürzere Eigenschutzzeit und sollten nicht länger als 20 – 45 Minuten Sonnenbaden.
Kühle Luft täuscht über die Sonnenstrahlen hinweg, was besonders im Winter- und Schneeurlaub bedacht werden sollte. Aber auch der leichte Wind täuscht uns über die Hitze hinweg.

Ein leichter Sonnenbrand lässt sich mit Kaltwasser Kompressen behandeln, eine Feuchtigkeitslotion oder After-Sun eincremen. Auch ein Wickel mit Quark tut gute Wirkung.

„Die schön gebräunte Haut von heute,
ist Morgen die eines Indianerhäuptlings"

Das sagt die IHK dazu:
Jeder Sonnenbrand erhöht das Hautkrebsrisiko. Die UV-Strahlung kann zu bleibenden Veränderungen im Erbgut der Hautzelle führen, die eine Zelle selbst noch viele Jahre später entarten lassen können.
Zahlreiche Sonnenbäder hinterlassen auch äußerlich Spuren!
Die Haut altert schneller und verliert ihre Elastizität. Falten und sogenannte Altersflecken sind die Folge. Außerdem wird die Haut Großporig und anfälliger für Mitesser.

Ich liege auch so gern in der Sonne und den Kaffee im Garten oder auf dem Balkon zu genießen, gehört zu meinen Highlights. Das möchte ich nicht missen. Jedoch drehe ich die Markise früher raus,
machen Sie es besser auch.

Die Sonnen-Typen

Typ I

Merkmale

sehr helle Hautfarbe
sehr helle Brustwarzen
rötliches oder hellblondes Haar
blaue, grüne oder hellgraue Augen
Sommersprossen
wird nicht braun, sondern bekommt Sommersprossen
sehr häufig Sonnenbrand
sehr hohes Hautkrebsrisiko

Eigenschutzzeit
<10 Minuten

Empfohlene Sonnenschutzmaßnahmen
Schatten vorziehen, besonders über Mittag
Hut mit Nackenschutz
Arme und Oberkörper geeignet bekleiden
Sonnenbrille mit UV-Schutz
Nase, Ohren und Lippen besonders schützen
Empfohlener Lichtschutzfaktor
UV-Index 3–4: 15
UV-Index 9+: 25–35

Typ II
Merkmale

helle Hautfarbe
mäßig pigmentierte Brustwarzen
blonde, hellbraune Haare
blaue, graue oder grüne Augen
oft Sommersprossen
langsame, minimale Bräunung
häufig Sonnenbrand
hohes Hautkrebsrisiko

Eigenschutzzeit
10–20 Minuten

Empfohlene Sonnenschutzmaßnahmen
Schatten vorziehen, besonders über Mittag
Hut mit Nackenschutz
Arme und Oberkörper geeignet bekleiden
Sonnenbrille mit UV-Schutz
Nase, Ohren und Lippen besonders schützen

Empfohlener Lichtschutzfaktor

UV-Index 3–4: 10–15
UV-Index 9+: 20–25

Typ III

Merkmale

Mittelhelle Hautfarbe
mäßig braune Brustwarzen
dunkelbraunes oder hellbraunes, dunkelblondes Haar,
   manchmal auch blondes oder schwarzes Haar
braune, blaue, grüne oder graue Augen
kaum Sommersprossen
langsame, aber fortschreitende Bräunung bis hellbraun
manchmal Sonnenbrand, es besteht die Gefahr auf Hautkrebs

Eigenschutzzeit
20–30 Minuten

Empfohlene Sonnenschutzmaßnahmen
Sonne über Mittag meiden
Kopfbedeckung und Sonnenbrille
Lippen und Nacken besonders schützen

Empfohlener Lichtschutzfaktor
UV-Index 3–4: 10–15
UV-Index 9+: 15–20

Typ IV

Merkmale
bräunliche oder olivfarbene Haut auch in ungebräuntem Zustand
dunkle Brustwarzen
braunes oder schwarzes Haar
braune Augen
keine Sommersprossen
schnelle Bräunung bis mittelbraun
selten Sonnenbrand
niedriges Hautkrebsrisiko

Eigenschutzzeit
>45 Minuten

Empfohlene Sonnenschutzmaßnahmen
Kopfbedeckung und Sonnenbrille
In den Bergen und am Meer Nase, Lippen und Nacken besonders schützen

Empfohlener Lichtschutzfaktor
UV-Index 3–4: 10
UV-Index 9+: 15

Typ V

Merkmale
dunkle bis hellbraune Haut auch in ungebräuntem Zustand, oft ein grauer Unterton
  Schwarzes Haar
  braune Augen
  keine Sommersprossen
  schnelle Bräunung bis dunkelbraun
  kaum Sonnenbrand
  niedriges Hautkrebsrisiko, trotzdem ist Vorsicht geboten

Eigenschutzzeit
>60 Minuten

Empfohlene Sonnenschutzmaßnahmen
Kopfbedeckung und Sonnenbrille
  In den Bergen und am Meer Nase, Lippen und Nacken besonders schützen

Empfohlener Lichtschutzfaktor
UV-Index 3–4: 4
  UV-Index 9+: 8

Typ VI

Merkmale
dunkelbraune bis schwarze Haut auch in ungebräuntem Zustand
Schwarzes Haar
braune Augen
keine Sommersprossen
kaum Sonnenbrand
niedriges Hautkrebsrisiko

Eigenschutzzeit
>90 Minuten (länger als bei Hauttyp V)

Empfohlene Sonnenschutzmaßnahmen
Kopfbedeckung und Sonnenbrille
In den Bergen und am Meer Nase, Lippen und Nacken besonders schützen

Empfohlener Lichtschutzfaktor
UV-Index 3–4: 2
UV-Index 9+: 4

KLEINE FARB-& TYPBERATUNG

Frühling   Sommer   Herbst   Winter

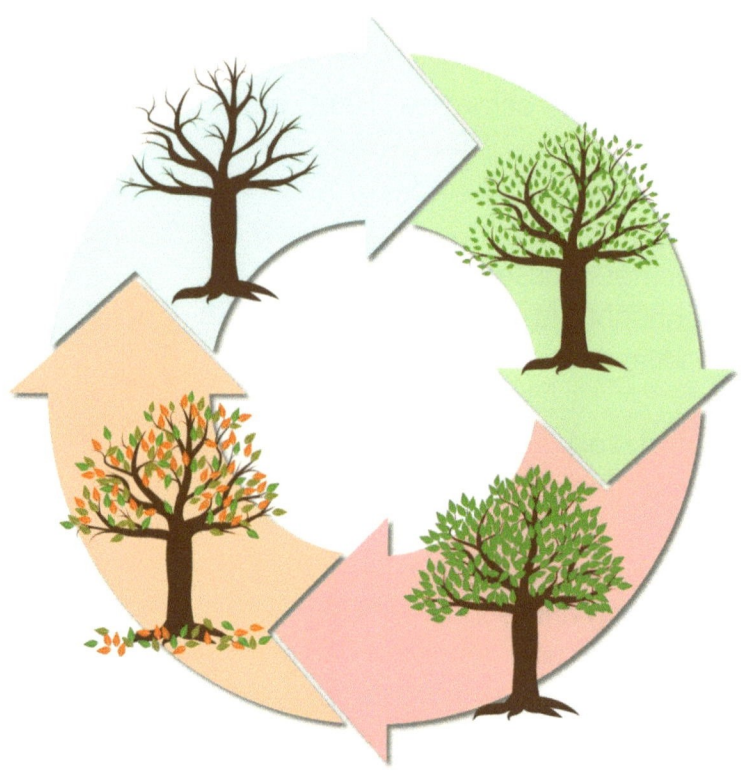

Zu welchem dieser 4 Farbtypen gehören Sie

Frühling

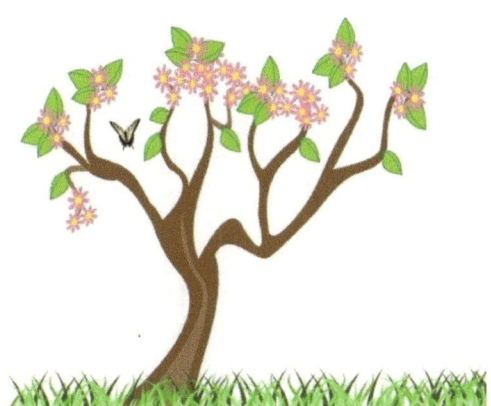

Sie sind eindeutig ein Frühlingstyp, wenn:

x   Sie einen
     hellen, zarten Teint mit vielen Sommersprossen
     haben.
x   Sie in der Sonne leicht rot werden.
x   Ihre Augenfarbe hell -aquamarin, blau mit
     weißen Sprenkeln oder hellbraun mit grün
     goldenen Sprenkeln ist.
x   Sie entweder blondes Haar mit einem leicht
     rötlich, warmen Schimmer haben oder
     Rothaarig sind.

Um Ihren Typ zu unterstreichen, sollten Sie die
gelblich goldenen Töne von Teint und Haaren
durch entsprechende warme Farben betonen.

Diese Farben können passen :

> Creme Weiß, **kein Reinweiß**
> Gelbtöne und Pastellfarben, **keine knalligen Farben.**
> Rot **warme Farbtöne**, helles Tomaten-, Geranien-, Mohn und Korallenrot. Warme Rosatöne.
> Orange je zarter desto besser.
> Blau – Rauch-blau, Aquatöne, Karibik-blau, Türkis.
> Grün – Mai-, Apfel-, Grasgrün und dunkles Moos und Olivgrün.
> Beige & Braun – zarte und helle Brauntöne wie Honig-, Kamel-, Karamell. Alles mit einem Rot- oder Gelbstich.

Vermeiden Sie Schwarz und Grau.

Das Make-up :

✔ Für den Tag natürliche, Pastell Töne. Rothaarige Frauen können Ihren Look mit cremigen Lidschatten in Pastellgrün und Mascara in dunklen Moos toll unterstreichen.
✔ Für den Abend, gleiche Farben, kräftigere Nuancen.

Sommertyp

Sie sind eindeutig ein Sommertyp wenn:

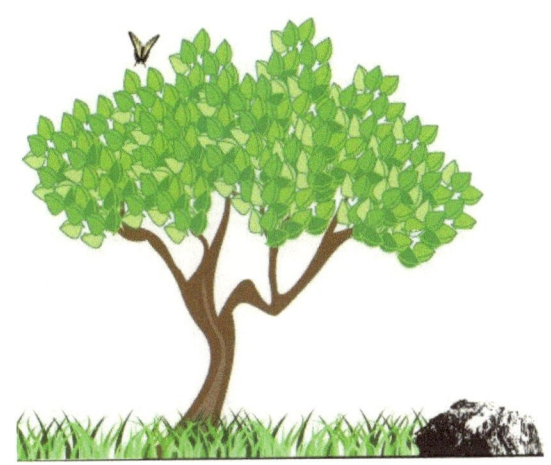

- ✗ Sie leicht rosige Haut haben
- ✗ Sie schön braun werden
- ✗ Grüne oder blaue Augen haben
- ✗ Sie blondes oder brünette Haar mit aschigem Unterton

Alle Farben mit einem bläulichen Unterton sind optimal. Sie bringen Ihre Augen zum Strahlen. Wählen Sie kühle, helle Farben.

Diese Farben können passen:
- ➢ Reinweiß
- ➢ Gelb, wenn es sein muss und dann nur Hose oder Rock.

- Rosa oder Pink (ohne Gelbstich), je dunkler die Haare und der Teint, desto kräftiger kann auch der Farbton sein.
- Ton in Ton wirkt sehr positiv
- Rot, alle Farbnuancen aber Vorsicht bei Rot das ins Orange übergeht
- Blau – Perfekt - jedoch nicht Marineblau, Königsblau, Stahlblau und Türkis.
- Violett – Alles erlaubt. Je heller Teint und Haare, desto zarter sollten auch die Violetttöne sein.
- Grün – See grün, Jadegrün, Flaschengrün und kühle Pastells.
- Beige & Braun – helles Beige mit einem Rosa stich. Auch Braun muss einen rosa oder sandfarbenen Unterton haben.
- Grau – Nur <u>helles</u> Flanell-grau und glänzendes Silber steht Ihnen super.

Kein Schwarz, es lässt Sie blass und müde aussehen

<u>Make-up:</u>

- ✔ Für den Tag gern etwas stärker auftragen. Kalte Farben. Naturtöne soften harte Übergänge beim Augen Make-up und lassen sich gut mit dunkleren Farben kombinieren.   Es muss nicht immer Blau sein.

✔ Für den Abend , ziehen Sie einen Lidstrich der am Ende leicht verwischt wird, betont den Augenaufschlag. Gerne mal Metallicfarben wählen, aber mit Bedacht bei der älteren Generation, Glanz verstärkt Fältchen.

Der Herbsttyp

Sie sind eindeutig ein Herbsttyp wenn:

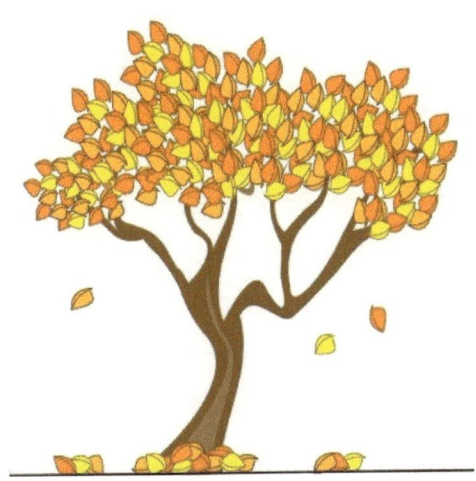

✗ Sie einen hellen oder Goldbeigen Teint haben

✗ Sie braune oder grüne Augen haben

✗ Sie dunkle Haare mit leichtem Rotstich haben

Auch der Herbsttyp kann aus einer breiten Farbpalette wählen. Warme Farben schmeicheln Ihnen am besten. Kräftige Farben aber **keine Knalligen** sind optimal.

<u>Diese Farben können passen:</u>

- ➤ *Weiß:* Möglichst nicht, wenn doch Creme vielleicht um das Outfit aufzuhellen.
- ➤ *Gelb:* Nuancen mit goldenem Unterton, oder solche die ins Orangefarbene, Rote, Grüne oder Braune gehen. Z.B. Maisgelb, Messing oder Curry.
- ➤ *Orange:* ist eine perfekte Farbe für Ihren Typ. Dunkle Varianten die zu Braun oder Rost tendieren, sind eine gute Alternative zu Rot.
- ➤ *Rot:* warmes Rot bringt Ihre Augen und Ihre Haut zum Strahlen und setzt ausdrucksvolle Akzente zu Beige, Kaki oder Olivgrün. Aber auch das kräftigere Korallenrot wird Ihnen gut stehen.
- ➤ *Blau:* Allenfalls ein sattes Türkis oder Petrol wählen
- ➤ *Violett:* Nur mit einem dunklen Aubergine, das Sie mit Gold oder Messing oder Rot zum Strahlen bringt

- Grün: Alle <u>warmen</u> Grüntöne werden schmeicheln
- Beige und Braun: Wichtig auch hier, auf warme Farben setzen. Besonders wirkt ein kräftiges Apricot. Das Braun sollte keinen Grau-stich haben, sondern sollte ins Grünliche, Orangefarben oder Rostrot tendieren. Je wärmer und satter das Braun ist, desto besser passt es zu Ihrem Typ.

Kein Grau oder Schwarz wählen, lieber grünliche oder bräunliche Muscheltöne. Schokobraun, Aubergine und dunkle Grüntöne sind eine tolle Alternative.

<u>Make-up</u>
<u>Für den Tag</u>, alle Erdtöne sind optimal. Ein dunkles warmes Rot für die Lippen. Die warme Farbskala der Gewürztöne wie Curry, Zimt, Cayenne, Safran, Muskat, sind ebenfalls tolle Make-up Farben für Ihren Typ.

<u>Für den Abend</u> passen alle dunklen Rottöne für die Augen vielleicht sogar mit leichtem Goldschimmer, einen Kupferschimmer auf dem oberen

Lid…..ausprobieren. Die Wimpern Tiefbraun oder im Kupferton tuschen. Der perfekte Abend kann beginnen.

<u>Der Wintertyp</u>

Sie sind eindeutig ein Wintertyp wenn :

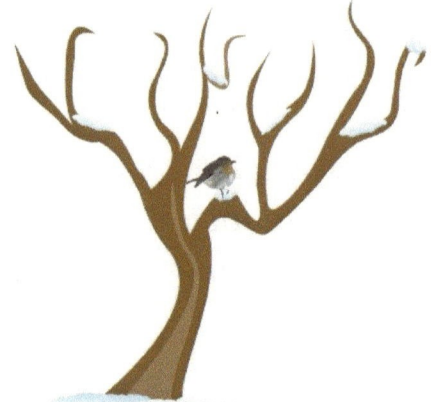

✗ Sie sehr helle Haut haben.

✗ Sie intensiv blaue, grüne, graue oder braune Augen haben.

✗ Sie dunkles oder platinblondes Haar haben.

Sie sind der ideale Typ für alle blaustichigen Töne, lässt Ihren Teint klar und frisch erscheinen. Kontrastreiche Hell-Dunkel-Kombinationen und kräftige Farbnuancen sind genau Ihre Sache. Dadurch leuchten Ihre

74

Augen noch mehr und kleine Fältchen werden lässig überspielt.
Wählen Sie kühle Farben, warme lassen Sie müde aussehen.

Diese Farben können passen:

> *Weiß - Schneeweiß*
> *Pastells - Wählen Sie frostige wie Rosa, Gelb, Grün, Blau, Grau, Grün, Violett. Klare Farben ohne Gelbstich.*
> *Rot - klares leuchtendes Kirschrot oder dunklere mit Blaustich. Kombinieren Sie mit Schwarz.*
> *Violett - Nutzen Sie die ganze Palette*
> *Grün - grün sollte einen Blaustich haben wie Smaragd oder dunkles Petrol.*
> *Beige & Braun - nur wenn Sie braune Augen haben ist dunkles Schokobraun zu empfehlen*
> *Grau - Sie können alle Grautöne tragen*
> *Schwarz - Perfekt für den Wintertyp*

Make-up

Für den Tag, betonen Sie entweder die Augen oder den Mund, die Farben dürfen etwas kräftiger sein.

Für den Abend, tragen Sie ruhig etwas dicker auf. Ähnliche Farbnuancen wählen. Statt helles Flieder darf es jetzt ein dunkles Violett sein. Wollen Sie Akzente setzen, geben Sie direkt unter die Augenbrauen einen silbernen Puder als Highlighter. Bei so viel Farbe, besser auf den Lippenstift verzichten und nur mit einem Gloss die Lippen zum Glänzen bringen.

KLEINE AROMA-KUNDE

Die Mediziner könnten Düfte vielfältiger
gebrauchen,
als sie es heute tun.
<u>Montaigne</u>

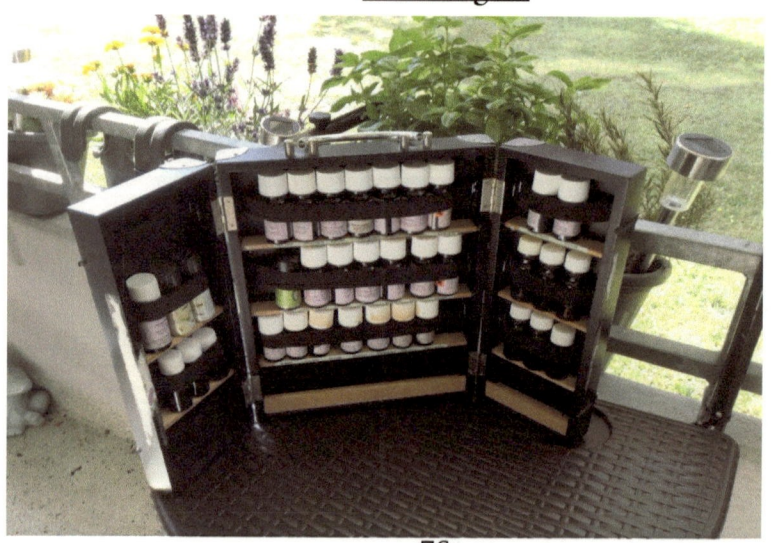

76

Immer mehr Menschen geben mit einer Aromatherapie ihrem Wohlbefinden einen Schub. Dazu muss man nicht krank sein. Der richtige Duft lässt die „Seele baumeln". Aromen können heilen, entspannen, beruhigen, Stressprobleme lösen, die Verdauung unterstützen, rheumatische und Muskelbeschwerden lindern, um nur einiges zu benennen. Es ist ein sanfter Weg um sein Wohlbefinden zu verbessern und das jeden Tag.

Cremes, Tinkturen, Massageöle, Aroma-öle, alles lässt sich einfach selbst preiswert herstellen.

Nur eines sollten Sie wirklich beachten, nur qualitativ hochwertige Aromen nutzen. Also keines vom Flohmarkt oder ähnlich. Es gibt Apotheken oder Reformhäuser die sich auf Aromen spezialisiert haben.

Ätherische Öle können Allergien auslösen, darum mit Bedacht an die Sache ran gehen. Prüfen Sie ein Tupfen in der Armbeuge. Vertragen Sie eines nicht, bedeutet es nicht das sie keine vertragen.

Unangenehme Gerüche wie Schweiß, Tabak, lassen sich mit einer Aroma-Lampe genauso vertreiben wie schlechte Laune oder Schlaflosigkeit. Die Möglichkeiten sind so umfangreich.

Im Literatur Verzeichnis finden Sie Buch - empfehlungen.

Mein Lieferant meines Vertrauens
https://aroma-zentrum.eu

Die Aroma-Lampe, wählen Sie eine Zweiteilige, mit einer nicht zu kleinen Schale. So braucht kein Wasser nachgefüllt zu werden, ehe das Teelicht ausgeht. Durch Hitze kann Steingut reißen und leck werden. Das Öl könnte sich entzünden.

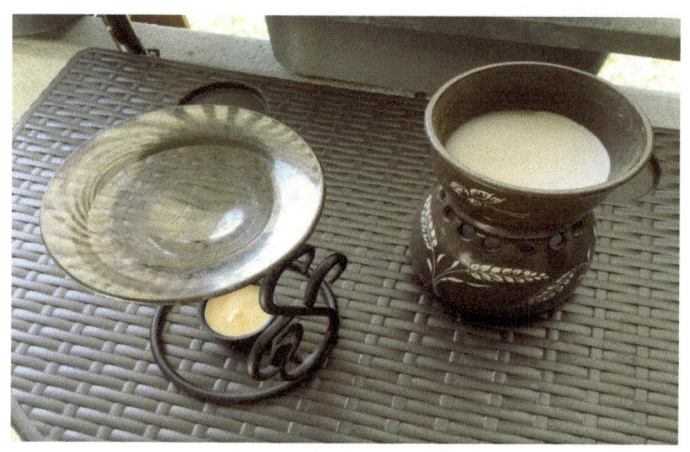

Mischungen für die Aroma-Lampe

Entspannung	4 Tropfen Lavendelöl 4 Tropfen Rosenholzöl 4 Tropfen Geraniumöl

Schlaflosigkeit	4 Tropfen Lavendelöl 3 Tropfen Rosenholzöl 1 Tropfen Geraniumöl 1 Tropfen Rosenöl 1 Tropfen Honigöl
Wach werden	4 Tropfen Rosmarinöl 3 Tropfen Cajeputöl 1 Tropfen Pfefferminzöl 1 Tropfen Limettenöl 1 Tropfen Verbeneöl
Winterstimmung	3 Tropfen Orangenöl 3 Tropfen Blutorangenöl 3 Tropfen Zimtrindenöl 1 Tropfen Vanilleöl
Meditation	4 Tropfen Sandelholzöl 3 Tropfen Elemiöl 1 Tropfen Wacholderholzöl 1 Tropfen Myrrhenöl 1 Tropfen Weihrauchöl
Luftreinigung	5 Tropfen Lemongrasöl 3 Tropfen Salbeiöl 2 Tropfen Zirbelkiefernöl
Sinnlichkeit	3 Tropfen Neroliöl 2 Tropfen Bergamotteöl 2 Tropfen Rosenöl 1 Tropfen Tuberose

Handpflege

Im Wasserbad ca. 70 Grad
50ml Jojobaöl,

10 g Bienenwachs,

5g Kakaobutter,
erwärmen, bis alles
geschmolzen ist.

Die ausgewählten Öle
kurz vor dem erhärten
dazu rühren.

Strapazierte Hände
10 Tr. Lavendelöl /
10 Tr. Rosenholzöl /
5 Tr. Zitronenöl

Entzündete Hände
15 Tr. Rosenholzöl /
10 Tr. Zitronenöl

Aufgesprungene Hände
10 Tr. Myrrhenöl /
10 Tr. Sandelholzöl /
5 Tr. Benzoeöl

Fußpflege	**Fußschweiß**
	Salbeiöl
Basis wie oben beschrieben	Muskatellersalbeiöl
	Kalt, Müde, schlecht durchblutet
	Rosmarinöl
	Wasseransammlung, Schwere Füße
	Zypressenöl
	Fußpilz
	Thymianöl
	Gestautes Wasser, Fußschweiß
	Wacholderholzöl
	Müde, schwere Füße
	Zitronenöl
Gesichtskompresse	**Irritierte Haut**
	Kamillenöl / Rosenöl
*2-3 Liter warmes Wasserbad. Etwa **2 + 2** **Tropfen** ätherisches Öl. Ein Tuch eintauchen, gut auswringen, 5-10 Min. auflegen*	**Fette Haut**
	Lavendelöl /Geraniumöl
	Alternde Haut
	Sandelholz / Rosenöl
	Trockene Haut
	Ylan-Ylangöl /Rosenholzöl
	Empfindliche Haut
	Kamillenöl / Honigöl

Gesichtswässer	**Fette Haut**
100 ml destilliertes Wasser	Bergamotteöl / Zitronenöl
	Normale Haut
2+2 Tropfen ätherisches Öl	Geraniumöl / Rosenholzöl
	Trockene Haut
Da sich die Öle nicht mit dem Wasser	Ylang-Ylangöl / Rosenöl
vermischen, vor	**Reife Haut**
Gebrauch immer gut	Nerioliöl / Orangenöl
schütteln	**Irritierte Haut**
	Kamillenöl / Rosenöl
	Akne
	Bergamotteöl / Cajeputöl
	Entzündete Haut
	Kamillenöl / Ysopöl
	Talgüberproduktion
	Zitronenöl/ Wacholderholzöl

Wenn Sie mehr, über die vielseitigen Anwendungsmöglichkeiten von Aroma-ölen erfahren möchten, schauen Sie ins Literaturverzeichnis, Seite 103

VITALSTOFFE

Wahre Schönheit kommt von innen. Und das ist nicht zu unterschätzen. Da liegt es doch nahe auch innerlich was zu tun.

Bestimmte Vitamine, Mineralien und Spurenelemente sorgen für unsere Haut, helfen beim entschlacken, stärkt das Immunsystem. Erhält die Haut jugendlich schön. Sind unsere Zellen bestens versorgt, sind es gute Voraussetzungen, um mit einem schönen Hautbild zu glänzen.

Da wären:

Zink
Vitamin E
Vitamin C
Süßholzwurzel
Nachtkerzenöl
Carotinoide
Kamille
Weizenkeimöl
Biotin und Pantothensäure
Teils in Tropfen, als Tee, in Kapseln oder Tablettenform.

Jetzt laufen Sie aber nicht gleich los und besorgen sich das alles. Sicher wäre Ihr Körper da überfordert. Mit einem guten Vitamin B Komplex bauen Sie Ihr Immunsystem super auf und nicht nur Ihre Haut profitiert davon. Pickel? Dann packen Sie für 4 Wochen, noch ein Zink Präparat drauf.

Und wenn Sie jetzt noch Lust auf etwas Gewichtsverlust haben, oder einfach nur eine gesunde Woche einplanen wollen, ist hier die richtige, gesunde, einfache Diät für Sie:

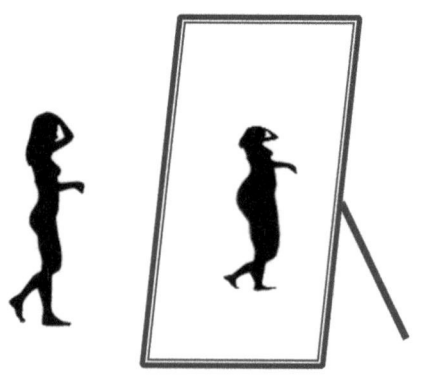

7 TAGE DIÄT

Eine italienische Trennkost-Diät mit Einkaufsplan
Gut essen und dabei kein Gramm zulegen – oder nach Wunsch abnehmen: Möglich macht es die Trennkost. Entwickelt wurde die Trennkost 1907 von dem amerikanischen Arzt Dr. Howard Hay, da er an einer schweren Nierenerkrankung litt. Nach eigenen Aussagen wurde er durch diese von ihm entwickelte Diät nach 3 Monaten geheilt.

Die Trennkost wurde im Laufe der Jahre nach neuesten Erkenntnissen verändert und steht heute bei Ernährungsexperten hoch im Kurs.

Die Idee dahinter: Lebensmittel werden in Gruppen eingestuft – je nachdem, ob sie überwiegend Eiweiß oder Kohlenhydrate enthalten. Daneben gibt es neutrale Lebensmittel, die zu beiden passen. Bei jeder Mahlzeit isst man entweder Eiweiß oder Kohlenhydrate plus Kost aus der neutralen Gruppe. Eiweiß und Kohlenhydrate werden somit getrennt verdaut, Stoffwechsel und Fettverbrennung arbeiten auf Hochtouren.

Rund um das Mittelmeer wird das Prinzip der Trennkost ebenfalls gelebt. Damit der Körper bei der großen Hitze nicht zusätzlichen Belastungen ausgesetzt ist, sollte eine Mahlzeit leicht verdaulich sein.

Für das Mittagessen eignet sich z.B. eine Kohlenhydrathaltige Pasta mit Spinat, Kirschtomaten Knoblauch und einem qualitativ hochwertigen Olivenöl. Unter anderem wird Pasta noch gesünder, wenn Sie Vollkornnudeln verwenden.

Ein proteinhaltiges Mittagessen könnte dagegen aus einem lecker gewürztem Hähnchenfilet bestehen - zum Beispiel mit Tomaten, Salbei und Champignons, aber hier dann ohne Kohlenhydrathaltige Beilage.

Sollte Ihnen dann zum Abendessen nach Kohlenhydraten sein, lohnt es sich auf jeden Fall über einen leckeren Salat nachzudenken. Dazu ein mit Olivenöl und Knoblauch geröstetes Brot.

Wichtig ist Abwechslung: z. B. morgens Eiweiß, mittags Kohlenhydrate, abends wieder Eiweiß - oder umgekehrt.

EINKAUFSLISTE 7 TAGE TRENNKOST-DIÄT

AUS DEM VORRAT: *Rezepte für 1 Person*
berechnet

> - Salz
> - Pfeffer
> - Cayennepfeffer
> - körniger Senf
> - Kapern
> - Tomatenmark
> - 6 Kräuteroliven
> - 1 Sardellenfilet (in Salzlake)
> - Gemüsebrühe (Instant)
> - Honig
> - Balsamico-Essig Olivenöl
> - Knoblauch Zwiebeln
> - Polenta (Instant)
> - **Vollkornnudeln (z. B. Farfalle, Rigatoni, Spaghetti)**
> - Roggenvollkornbrot
> - 40 g Risottoreis

Einkaufen 1. Tag

> - 220 g Ricotta
> - 90 g Parmesan
> - 150 g Mozzarella
> - 80 g Rinderfilet
> - 85 g Putenbrust-Aufschnitt
> - 100 g Meeresfrüchte (tiefgekühlt)
> - 1 Dose Thunfisch (im eigenen Saft

- 150 g Abtropfgewicht)
- 350 g Möhren
- 7 Tomaten
- 1 Paprikaschote (orange)
- 1 Stangensellerie
- 1 Dose Artischockenherzen (150 g Abtropfgewicht)
- Kopf Salat (z. B. Lollo Rosso)
- Bund Rucola
- 1 rote Peperoni
- 1 Bund Frühlingszwiebeln
- 1 Topf Zitronenmelisse
- 1 Topf Basilikum
- 1 Topf Majoran
- 1 Bund Thymian
- Bund Petersilie
- 100 g Erdbeeren
- 2 Nektarinen , 5 Orangen und 3 Zitronen

Einkaufen 3. Tag

- 160 g Ricotta
- 30 g Gorgonzola
- 100 g Shrimps (in Kräuteröl mariniert)
- 4 Paprikaschoten (rot und gelb)
- 4 Tomaten
- 200 g Zucchini
- 130 g Austernpilze
- 1 Avocado
- 1 Bund Petersilie
- 1 Bund Schnittlauch
- 300 g Kirschen

Einkaufen 5.Tag

- ➢ 50 g Parmaschinken
- ➢ getrocknete eingelegte Tomaten
- ➢ 100 g Kirschtomaten
- ➢ 1 kleine Fenchelknolle
- ➢ 1 Paprikaschote (rot)
- ➢ 1 kleinen Radicchio
- ➢ 1 Bund Rucola
- ➢ 1 kleinen Kopfsalat
- ➢ 1 Bund Radieschen
- ➢ 1 Bund Schnittlauch 1 Bund Petersilie
- ➢ 1 Kästchen Kresse 1 Galia-Melone 3 Aprikosen

Abkürzungen

Be	= Becher (150 g)
cl	= Centelliter (4 cl entsprechen z.B. einem Schnapsglas)
EL	= Esslöffel
F	= Fett
F.i.Tr.	= Fett in Trockenmasse
getr.	= getrocknet
P	= Portion
Pa	= Packung
St	= Stück
TK	= tiefgekühlt
TL	= Teelöffel

1.Tag

Frühstück

Ricotta-Erdbeer-Creme

60 g Ricotta mit 1 TL Honig und 1 bis 2 EL Orangensaft glattrühren. 100 g Erdbeeren klein schneiden und mit der Creme anrichten. Etwas Zitronenmelisse (in Streifen) darüber streuen.

Snack:

150 g Möhren

Mittagessen

Carpaccio auf Rucola

80 g Rinderfilet im Tiefkühlfach leicht anfrieren lassen. In hauchdünne Scheiben schneiden und mit 1 Bund Rucola und 30 g gehobeltem Parmesan auf einem Teller anrichten. Mit einer Marinade aus 1/2 TL körnigem Senf, 1/2 gepressten Knoblauchzehe, 2 TL Olivenöl, 1 EL Zitronensaft, 1 EL Orangensaft, Salz und grob gemahlenem Pfeffer beträufeln.

Snack

Thymian - Tomaten Crostini

1 Scheibe Roggenbrot (30 g) rösten und mit 1/2 Knoblauchzehe einreiben.1 Tomate vierteln, entkernen, in dünne Spalten schneiden und mit etwas frischem Thymian auf das Brot legen. Mit 1/2 TL Olivenöl beträufeln, leicht salzen und pfeffern (schmeckt auch kalt, z. B. im Büro).

Abendessen

Pasta mit Pesto

50 g Vollkornnudeln (z. B. Spaghetti) in Salzwasser bissfest garen, abgießen und abtropfen lassen. Für das Pesto 2 Kräuteroliven, 2 TL Olivenöl, 1 Knoblauchzehe, 3 EL Basilikum Blätter, 1 Handvoll Rucola und 1/4 rote Peperoni pürieren. Mit einem Spritzer Balsamico-Essig, Zitronensaft und etwas Salz abschmecken. 1 TL Pesto für den 2. Tag aufheben. Nudeln abgießen, mit dem Pesto anrichten, mit Rucola und Basilikum garnieren.

2.Tag

Frühstück

Mozarella Brot

1 Scheibe Roggenbrot (50 g) mit 1/2 Tomate, 60 g Mozzarella und etwas Basilikum belegen, salzen und pfeffern.

Snack:
1 Nektarine

Mittagessen

Meeresfrüchte-Salat

100 g tiefgekühlte Meeresfrüchte (Garnelen, Muscheln, Tintenfisch) in kochendem Wasser 2 bis 3 Minuten blanchieren, kalt abspülen und abtropfen lassen. 1 Paprika (orange) und 1 Frühlingszwiebel klein schneiden. Für die Marinade 1 TL Olivenöl, 1 EL Zitronensaft, 2 EL Orangensaft, etwas gehackten Knoblauch, Salz und Cayennepfeffer verrühren. Meeresfrüchte, Paprika, Zwiebel und 2 EL gehackte Petersilie mit der Marinade

vermischen, durchziehen lassen.

Snack

Pesto-Crostini

1 Scheibe Roggenbrot (30 g) rösten und mit 1 TL Pesto (vom 1. Tag) bestreichen. Mit frischen Kräutern (z. B. Basilikum) bestreuen (schmeckt auch kalt, z. B. im Büro).

Abendessen

Risotto mit Artischocken-herzen

40 g Risotto in 1/2 TL Olivenöl an-schwitzen.
Nach und nach ca. 175 ml Gemüsebrühe (Instant) angießen.
Risotto bei kleiner Hitze in ca. 20 Minuten bissfest garen, dabei öfter umrühren.
50 g Ricotta, 1 Frühlingszwiebel (in Ringen),
1 EL frischen Majoran, etwas gehackten Knoblauch, Salz und Cayennepfeffer unterrühren.
150 g Artischocken-herzen (Dose) abtropfen lassen und längs halbieren.
In einer kleinen beschichteten Pfanne in 1/2 TL Öl anbraten, mit Zitronensaft beträufeln und (bis auf 2 Hälften für den 3. Tag) mit dem Risotto anrichten.
Mit Majoran bestreuen.

3.Tag

Frühstück

Ricotta-Nektarinen-Creme
60 g Ricotta mit 1 TL Honig und 1 bis 2 EL Orangensaft glattrühren. 1 Nektarine halbieren, entsteinen und in dünne Spalten schneiden. Nektarine mit der Ricottacreme anrichten. Etwas Zitronenmelisse (in Streifen) darüber streuen.

Snack:

2 Stangen Sellerie

Mittagessen

Putenbrust-Saltimbocca
1/2 Dose Thunfisch (75 g, im eigenen Saft) abtropfen lassen und mit 1 TL Olivenöl, 1 EL gehackter Petersilie und 50 g Ricotta pürieren.
Mit Salz, Cayennepfeffer und Zitronensaft abschmecken.
85 g Putenbrust Aufschnitt (in dünnen Scheiben) und Thunfischcreme auf einem Teller anrichten,
mit 1 TL Kapern und frischen Kräutern (z. B. Petersilie) bestreuen.
3 Tomaten in Spalten schneiden,
mit 1 kleinen Zwiebel (in Ringen) mischen, salzen, pfeffern und dazu reichen.

Snack

Artischocken-Crostini
1 Scheibe Roggenbrot (30 g) rösten, 1/2 TL Olivenöl darüber träufeln. Mit etwas Salat und 2 gebratenen Artischocken hälften (vom 2. Tag) belegen. Frische Kräuter (z. B. Basilikum, Majoran) und grob gemahlenen Pfeffer darüber streuen (schmeckt auch kalt, z. B. im Büro).

Abendessen

Pasta mit Pilzen

50 g Vollkornnudeln (z. B. Rigatoni) in Salzwasser bissfest garen.

Inzwischen 130 g Austernpilze putzen und in Streifen schneiden.

1 kleine Zwiebel schälen und in Spalten schneiden.

2 TL Olivenöl in einer Pfanne erhitzen, Zwiebel und Pilze darin anbraten.

2 EL gehackte Kräuter (Petersilie, Schnittlauch), etwas Knoblauch und 1 Msp. Peperoni unterheben, mit Salz, Pfeffer und Zitronensaft würzen.

(1 EL Pilzmix für den 4. Tag kaltstellen).

Nudeln abgießen, wieder in den Topf geben. 2 1/2 Tomaten (in dünnen Spalten) und 1 bis 2 EL Gemüsebrühe (Instant) unter die Nudeln mischen, kurz erhitzen.

Nudeln mit den Pilzen anrichten

4.Tag

Frühstück

Gorgonzola-Brot

1 Scheibe Roggenbrot (50 g) mit 30 g Gorgonzola bestreichen. Etwas gehackte Petersilie darüber streuen.

Snack:

200 g Kirschen

Mittagessen

Shrimps-Gazpacho

2 Paprikaschoten (rot und gelb) putzen, klein schneiden, pürieren und durch ein Sieb passieren.
Mit 150 ml Gemüsebrühe (Instant) und 1 EL Tomatenmark verrühren.
2 gewürfelte Tomaten und 1 EL gehackte Frühlingszwiebel unterheben.
Mit Salz, Pfeffer und Balsamico-Essig abschmecken.
100 g in Kräuteröl eingelegte Shrimps auf Küchenpapier abtropfen lassen und auf der Suppe anrichten.
Mit 1 EL Frühlingszwiebelstreifen und frischen Kräutern (z. B. Majoran) garnieren.

Snack

Crostini mit Pilzen

1 Scheibe Roggenbrot (30 g) rösten, mit 1/2 TL Olivenöl beträufeln.
Mit etwas Salat und 1 EL Pilzmix (vom 3. Tag) belegen. 1 EL Schnittlauchröllchen darüber streuen
(schmeckt auch kalt, z. B. im Büro).

Abendessen

Polenta mit Gemüse

80 g Polenta (Instant) und etwas Salz in 320 ml kochendes Wasser rühren, bei kleiner Hitze ausquellen lassen, dabei ab und zu umrühren.

Die Hälfte der Masse in eine flache Form streichen und abgedeckt für den 6. Tag kaltstellen.
Übrige Polenta mit 1 EL Petersilie,

1 EL Basilikum, 1/2 TL Thymian und 1 Msp. Peperoni (alles gehackt) verrühren.
In eine kalt ausgespülte Tasse drücken, abdecken. 1 3/4 Paprika, 200 g Möhren, 200 g Zucchini und 3 Stangen Sellerie klein schneiden.
Mit 1 gehackten Knoblauchzehe in 3 TL Olivenöl anbraten.
50 ml Gemüsebrühe (Instant) angießen, zugedeckt ca. 4 Minuten garen.
Mit Salz, Cayennepfeffer und Balsamico-Essig würzen.
Die Hälfte des Gemüses für den 5. Tag kaltstellen. Polenta auf einen Teller stürzen und restliches Gemüse rundherum anrichten. Mit Petersilie und Thymian bestreuen.

5.Tag

Frühstück

Ricotta- Kirsch-Creme

60 g Ricotta mit 1 TL Honig und 1 bis 2 EL Orangensaft glattrühren.
Ricottacreme mit 100 g Kirschen anrichten. Etwas Zitronenmelisse (in Streifen) darüber streuen.

Snack:

1/4 Avocado

Mittagessen

Antipasto mit Thunfisch

1/2 Dose Thunfisch (75 g, im eigenen Saft) abtropfen lassen. Mit 1 TL Olivenöl, 1 TL Kapern, 1 EL gehackter Petersilie, 1 TL Zitronensaft, etwas Salz und Pfeffer vermischen. Marinierten Thunfisch mit dem gebratenen kalten Gemüse (vom 4. Tag) auf etwas Salat anrichten.

Snack

Crostini mit Kräuteroliven

1 Scheibe Roggenbrot (30 g) rösten und mit 1/2 Knoblauchzehe einreiben. 4 gehackte Kräuteroliven darauf verteilen. 1/4 Paprika fein würfeln oder in Streifen schneiden und mit Petersilie über das Brot streuen (schmeckt auch kalt, z. B. im Büro).

Abendessen

Mozzarella-Nudeln

50 g Vollkornnudeln (z. B. Spaghetti) in Salzwasser bissfest garen. 50 g Mozzarella in Scheiben schneiden, 100 g Kirschtomaten halbieren. Nudeln abgießen, abtropfen lassen. 1 TL Olivenöl im Nudeltopf erhitzen, 1/2 Knoblauchzehe (in Scheiben) darin kurz anbraten. Spaghetti, Käse, Tomaten und 1 Hand voll Rucola kurz darin erhitzen.
Mit Salz, Pfeffer und Balsamico-Essig abschmecken

6.Tag

Frühstück

Ricotta-Brot

1 Scheibe Roggenbrot (50 g) mit 40 g Ricotta bestreichen. 1 EL Schnittlauchröllchen darüber streuen.

Snack:
3 Aprikosen

Mittagessen

Tomaten mit Mozzarella und Melone mit Parmaschinken

2 Tomaten und 40 g Mozzarella in Scheiben schneiden, mit 2 EL Basilikumblättchen auf einen Teller geben.
Mit 1 TL Olivenöl und etwas Balsamico-Essig beträufeln, salzen.
150 g Galia-Melone in Spalten schneiden, mit 50 g Parmaschinken belegen und zu den Tomaten anrichten.
Alles mit grob gemahlenem Pfeffer bestreuen.

Snack

Crostini mit Avocado creme

1/4 Avocado mit der Gabel zerdrücken. 1 EL gehackte Kräuter (Petersilie, Zitronenmelisse) unterrühren.
Mit Salz, Cayennepfeffer und Zitronensaft abschmecken.
1 Scheibe Roggenbrot (30 g) rösten und mit der Avocado creme bestreichen.
2 Radieschen in Scheiben schneiden und darüber streuen (schmeckt auch kalt, z. B. im Büro).

Abendessen

Überbackene Polenta mit Salat

Backofengrill einschalten.

1 kleinen Kopfsalat mit 6 Radieschen (in Scheiben) auf einem Teller anrichten.

Polenta (vom 4. Tag) in Scheiben schneiden, auf einen Ofenfesten Teller legen,

mit 1/2 TL Olivenöl bestreichen, 30 g Parmesan darüber reiben.

Polenta goldgelb überbacken und zum Salat anrichten.

1/2 TL Olivenöl, 1 TL Zitronensaft, 1 TL Balsamico-Essig,

2 EL Orangensaft, etwas Salz und Cayennepfeffer verrühren, über den Salat träufeln. 1 getrocknete, in Öl eingelegte Tomate abtupfen, in Streifen schneiden, mit 1/2 Bund Schnittlauch (in Stücken) und etwas Thymian darüber streuen.

7.Tag

Frühstück

Ricotta-Melonen-Creme

60 g Ricotta mit 1 TL Honig und 1 bis 2 EL Orangensaft glattrühren.

100 g Galia-Melone klein schneiden und mit der Ricottacreme anrichten. Etwas Zitronenmelisse (in Streifen) darüber streuen.

Snack:

1 Paprika

Fenchel-Carpaccio

1 kleine Fenchelknolle in feine Streifen schneiden.
1 Orange so schälen, dass auch die weiße Haut entfernt ist, und quer in Scheiben schneiden.
Alles auf einem Teller anrichten.
Mit einem Dressing aus 1 gehackten Sardellenfilet, 1 TL Olivenöl, 1 EL Balsamico-Essig, 1 TL Zitronensaft, 2 EL Orangensaft, etwas Salz und Cayennepfeffer beträufeln.
Mit 1 Frühlingszwiebel (in Ringen), etwas Kresse und 30 g gehobeltem Parmesan bestreuen.

Snack

Kresse-Tomaten-Crostini

2 getrocknete, in Öl eingelegte Tomaten trocken tupfen und in Streifen schneiden.
1 Scheibe Roggenbrot (30 g) rösten, Tomatenstreifen darauf verteilen, mit je 1 EL Frühlingszwiebelringen und Kresse bestreuen   (schmeckt auch kalt, z. B. im Büro).

Abendessen

Nudeln mit Avocadocreme

50 g Vollkornnudeln (z. B. Spaghetti) bissfest garen.
1/2 Avocado mit 1 Knoblauchzehe und 1 Spritzer Zitronensaft pürieren, salzen, pfeffern.
Nudeln abgießen. Mit 3 bis 4 EL Radicchio Streifen und 2 EL Gemüsebrühe (Instant) wieder in den Topf geben, kurz erhitzen.
Radicchio-Nudeln mit Avocado Creme anrichten. Mit 1 EL Frühlingszwiebelringen und Petersilie bestreuen.

Auf ein Wort zum Schluss,

unsere Ernährung lässt einiges zu wünschen übrig. Zuviel Zucker, Schokolade, Fett, fördern schlechte Verdauung - schaden unserem Hautbild sehr. Die von vielen geliebten Entschlackung-kuren werden wahrscheinlich nicht schaden. Was wir aber über das Jahr gesündigt haben, kann nicht in 14 Tagen in Ordnung gebracht werden.

Versuchen Sie mal dauerhaft das:

Essen Sie wenig Fett, jedoch:

2x mal die Woche Fisch
1x die Woche Geflügel
1x die Woche ein Eiergericht
1X die Woche Rindfleisch
1x die Woche Eintopf/Gemüse
1x die Woche etwas vom Grill

Viel (ca. 2l) Wasser oder Kräutertee trinken,
wenig Alkohol,
wenig Säfte,
wenig Cola & Co.

Ich hoffe Ihnen hat dieser Ratgeber zur Schönheit und Vitalität gefallen und bringt Ihnen den gewünschten Nutzen.

Wenn Sie Fragen haben schreiben Sie mir gerne <u>*hildegard.gerdes@sh76.de*</u>

Besuchen Sie meine Webseiten und den LsF EBook Shop wenn Sie Zeit haben

https://lsf.one/shop.html
&
https://camping-news.lsf.one

Literaturverzeichnis / Quellennachweise

Bilder von Pixabay
Karten Akademie für Kosmetik
Quelle: Beitrag IHK
Quelle: Lombagine Akademie

Quelle: Amway Akademie
Quelle: Akademie für Kosmetik
Quelle: Aromatherapie ISBN 3-8290-1496-1
Quelle: Powerbook- Farb u. Typ Beratung
        ISBN9 783517 066431
Quelle: Aromatherapie für jeden Tag ISBN 3-923330-26-X
7 Tage Diät © Hildegard Brüssow

https://aroma-zentrum.eu/handel/edk/online_shop.html

Weitere Ratgeber : © Hildegard Brüssow

Leckeres aus dem Klütengymnasium	**9 783746 031545**
Wenn der Doc nicht weiter weiß	**9 783748 168850**
Demenz – Erfahrungsberichte	**9 783749 481644**

im Shop https://lsf.one/shop.html